JN496235

What is Suction Denture?

What is Suction Denture?

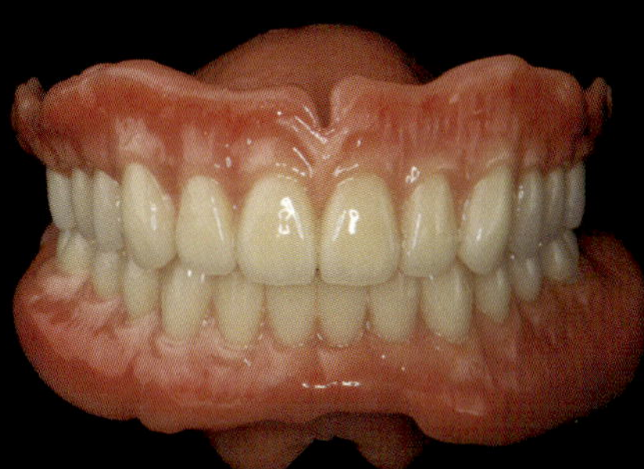

Katsushi Sato 저
노관태 역

대한나래출판사

DaehanNarae Publishing, Inc.

#903 IS Biz Tower
147 Sungsu 2-ro
Sungdong-gu
SEOUL 133-120, KOREA
TEL: +82-2-922-7080
FAX: +82-2-922-0841
E-mail: nrpub@naver.com
Website: www.dhpub.com

What is Suction Denture?

Copyright © 2014 Katsushi Sato
Originally published in Japan in 2014 by Dental Diamond Co., Tokyo.
Korean translation rights arranged with Dental Diamond Co., Tokyo.
through Tohan Corporation, Tokyo, and Eric Yang Agency, Seoul.

Korean translation copyright © 2016 by DaehanNarae Publishing, Inc.
Seoul, Korea

ISBN 978-89-5741-452-1

Printed in Korea

서문

상악 총의치의 흡착을 달성한 후에는 누구나 하악 총의치의 흡착을 추구한다.

1999년에 아베지로(阿部二郎)가 '하악 총의치 흡착의 메커니즘'을 이론적으로 정리해 발표했다. 이 이론을 토대로 총의치를 제작하면서부터 확실히 다수의 증례에서 하악의 흡착이 가능해졌다. 상하악의 총의치가 흡착되면 대화가 편하고, 식사가 더 편해서 안심하고 식사할 수 있어 가족과 친구와의 관계가 더 돈독해진다.

위의 이론이 발표된 지 15년의 세월이 흐른 현재, 이 이론은 일본뿐만 아니라 전 세계로 확대되었다. 부끄럽지만 필자는 핸즈온 세미나와 학회, 치과의사회 등에서 강연을 할 기회가 많은데, 상악 총의치처럼 보험 또는 비보험에 관계없이 대다수의 증례에서 하악 총의치의 흡착이 표준이 되는 시대가 되었다고 생각한다. 하악 총의치 흡착의 '새로운 시대'가 온 것이다.

이번에 '하악 총의치 흡착 시스템'의 철학과 메커니즘을 필자 나름대로 해석해 이해하기 쉽게 해설하고, 임상에 처음으로 흡착 의치를 도입하는 선생님들에게 적합한 제작법을 소개했다. 또한 흡착에 실패한 증례의 대책에 대해서도 언급했다. 전 세계 무치악 환자를 미소 짓게 만드는 데 일조할 수 있기를 바란다.

2014년 7월

Katsushi Sato (佐藤勝史)

역자 서문

무치악 환자를 의치로 치료할 때 문제가 되는 것은 대부분 하악이며, 하악 총의치가 잘 되면 무치악 치료는 성공이라고 해도 과언이 아닐 것이다. 하악 의치가 구강 내에서 안정되지 못하면 말을 하거나 입을 벌릴 때마다 의치가 들떠 오르게 되고 이로 인해 환자와 의사는 스트레스를 받게 된다.

Jiro Abe 선생이 하악 의치의 흡착 메커니즘과 인상법을 발표한 후 이 인상법을 통해 많은 증례에 있어서 하악 의치의 흡착을 얻는 것이 가능해졌다. 근육의 움직임에 방해가 되지 않는 범위까지 최대한 내압 면적의 확대를 목적으로 하는 기존의 인상법과 달리, 하악 흡착 의치의 인상법은 의치 상연부 전체를 구강점막으로 둘러싸 봉쇄를 얻는 것을 목표로 한다.

하악 의치의 흡착을 달성하기 위해서는 그 원리를 이해하는 것이 중요하다. 특히 retromolar pad 부위에 관해서는 완전히 다른 사고 방식을 통해 접근해야 이 부위의 봉쇄를 완전하게 할 수 있다. 저자는 이 책에서 하악 총의치의 흡착 메커니즘과 인상법을 사진과 도해를 통해 알기 쉽게 설명하고 있다. 이 책을 통해 많은 독자들이 흡착의 원리를 이해하고 총의치에 대한 흥미를 가지게 하는 데 도움이 될 수 있기를 바란다.

마지막으로 이 책이 출판되도록 애써주신 대한나래출판사의 최용원 사장님과 관계자 분들께 감사의 말씀을 전한다.

2016년 4월

노 관 태

Contents

What is Suction Denture?

4

확인 항목

Important points to be checked

5

흡착 하악 총의치 상 형태의 특징

Features in the border form of suction-effective mandibular complete dentures

6

변연 봉쇄 누설부를 찾는 방법과 대책

How to find and manage border area of incomplete border seal

1

하악 총의치의 흡착 메커니즘

What is Suction Denture?

Impression method for suction-effective mandibular complete dentures

Mechanism of the suction effect for mandibular complete dentures

1

하악 총의치의 흡착 메커니즘

먼저 하악 총의치 흡착의 근간을 이루는 원칙과 메커니즘을 배우자.

의치상을 점막으로 변연 봉쇄한다

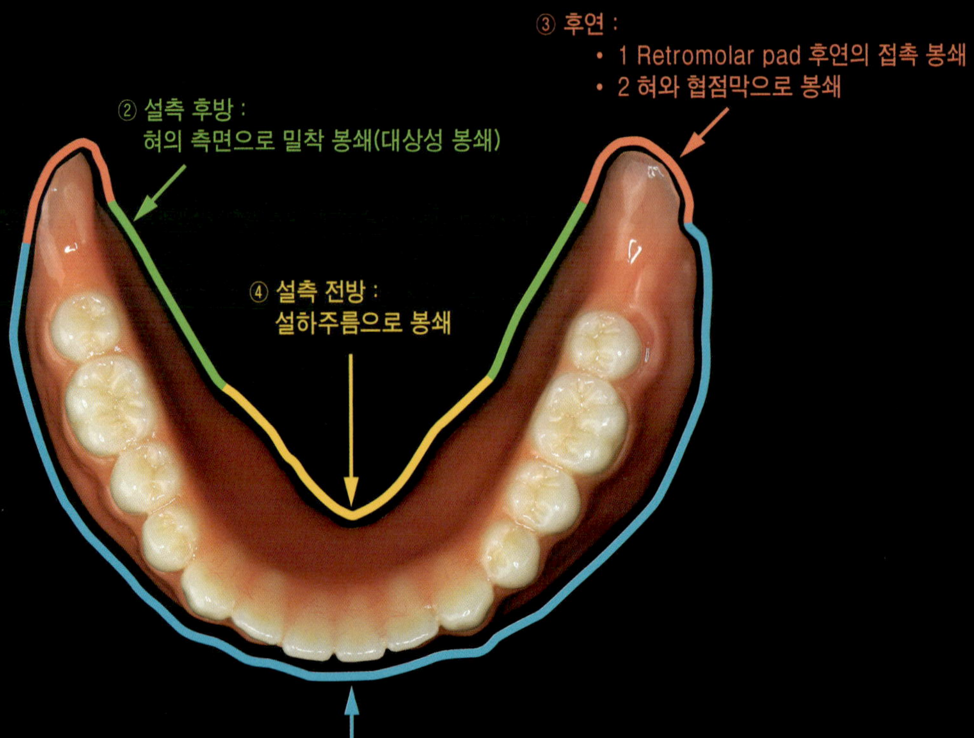

하악 총의치를 구강점막으로 변연 봉쇄하면 흡착이 가능하다.
빨판과 같은 원리이다.

❶ 순측 협측

점막에 의한 봉쇄

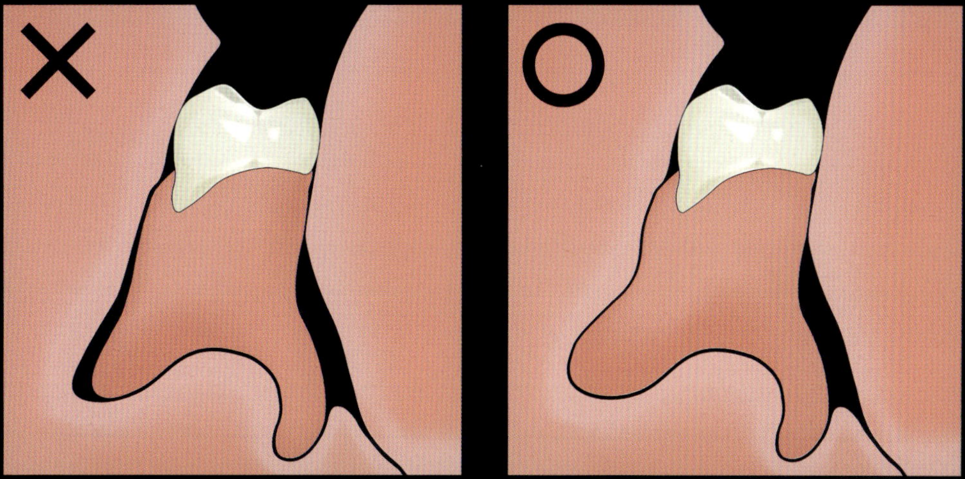

상 주변에서 타액과 물 등의 액체·기체가 상 내면에 들어가는 것을 방지하기 위해 상 변연의 가동점막을 눌러 펴듯이 봉쇄한다.

❷ 설측 후방

혀의 측면으로 밀착 봉쇄(대상성 봉쇄)

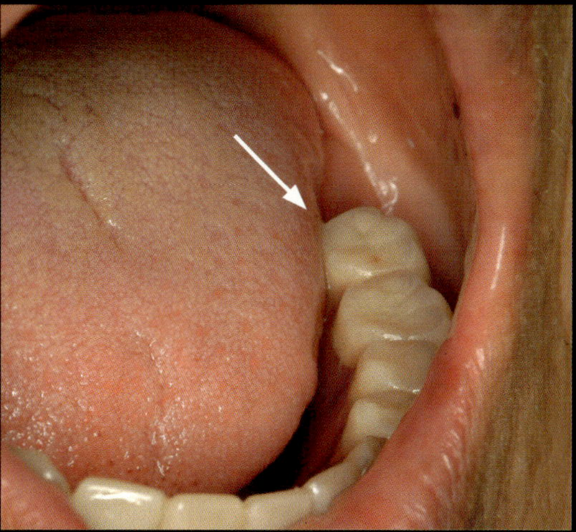

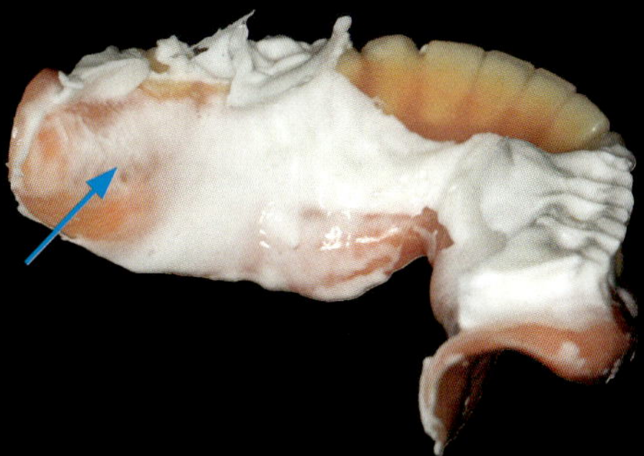

연하 운동 후 fit checker가 경화된 상태

혀의 측면으로 의치상 설측 연마면을 눌러 봉쇄 메커니즘을 확보한다.

❸ 후연 1

Retromolar pad 후연의 접촉 봉쇄

선조직이 풍부하고 부드러운 retromolar pad

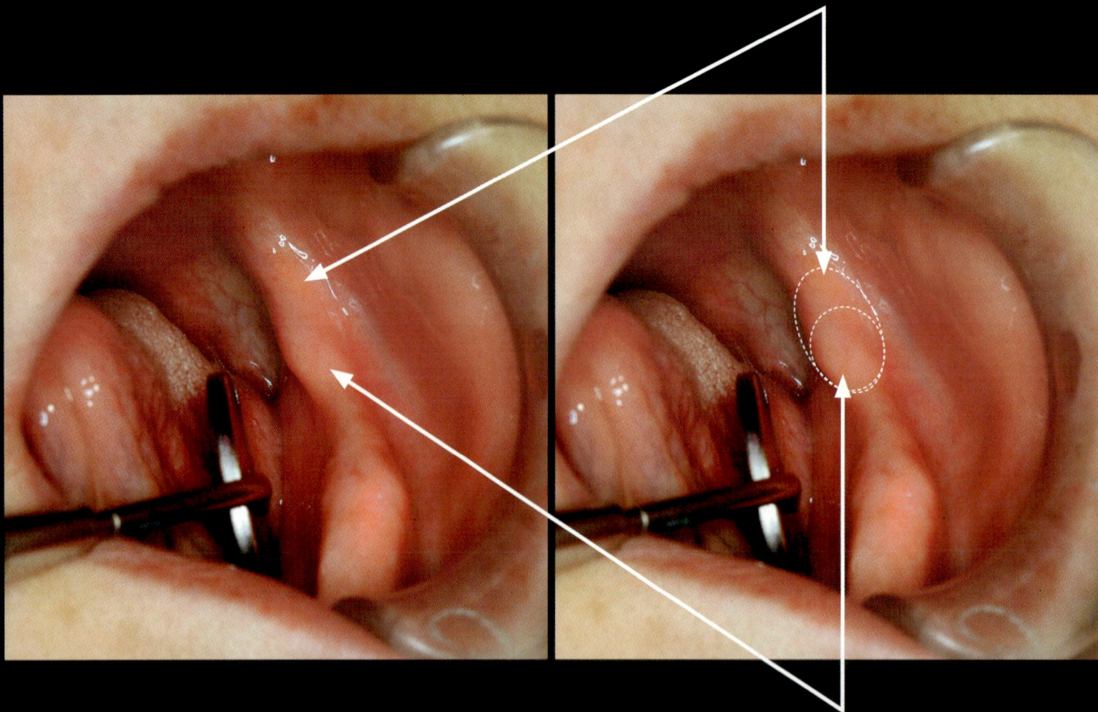

섬유성 조직이 풍부하고 단단한 retromolar pad

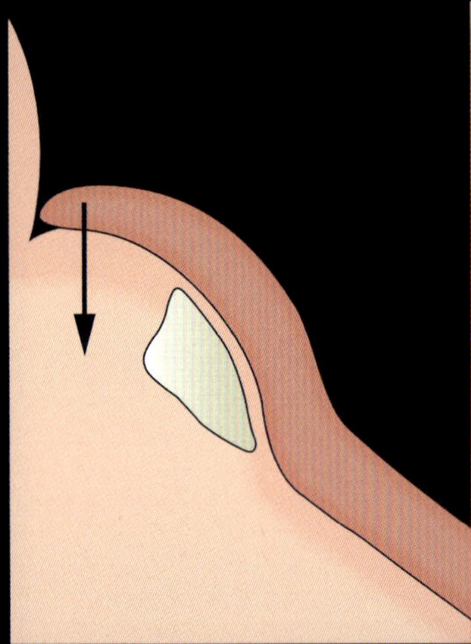

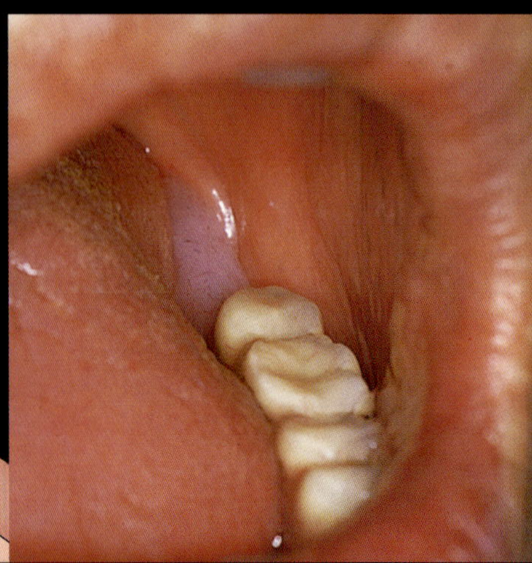

Retromolar pad의 전방은 단단하고, 후방은 부드러운 조직으로 되어 있다. Retromolar pad 전체를 상으로 덮고 상 후연을 부드러운 조직에서 끝나도록 한다. 그러면 교합 등으로 인해 상 후연이 침하되어 봉쇄력을 높일 수 있다.

❸ 후연 2

혀와 협점막에 의한 봉쇄

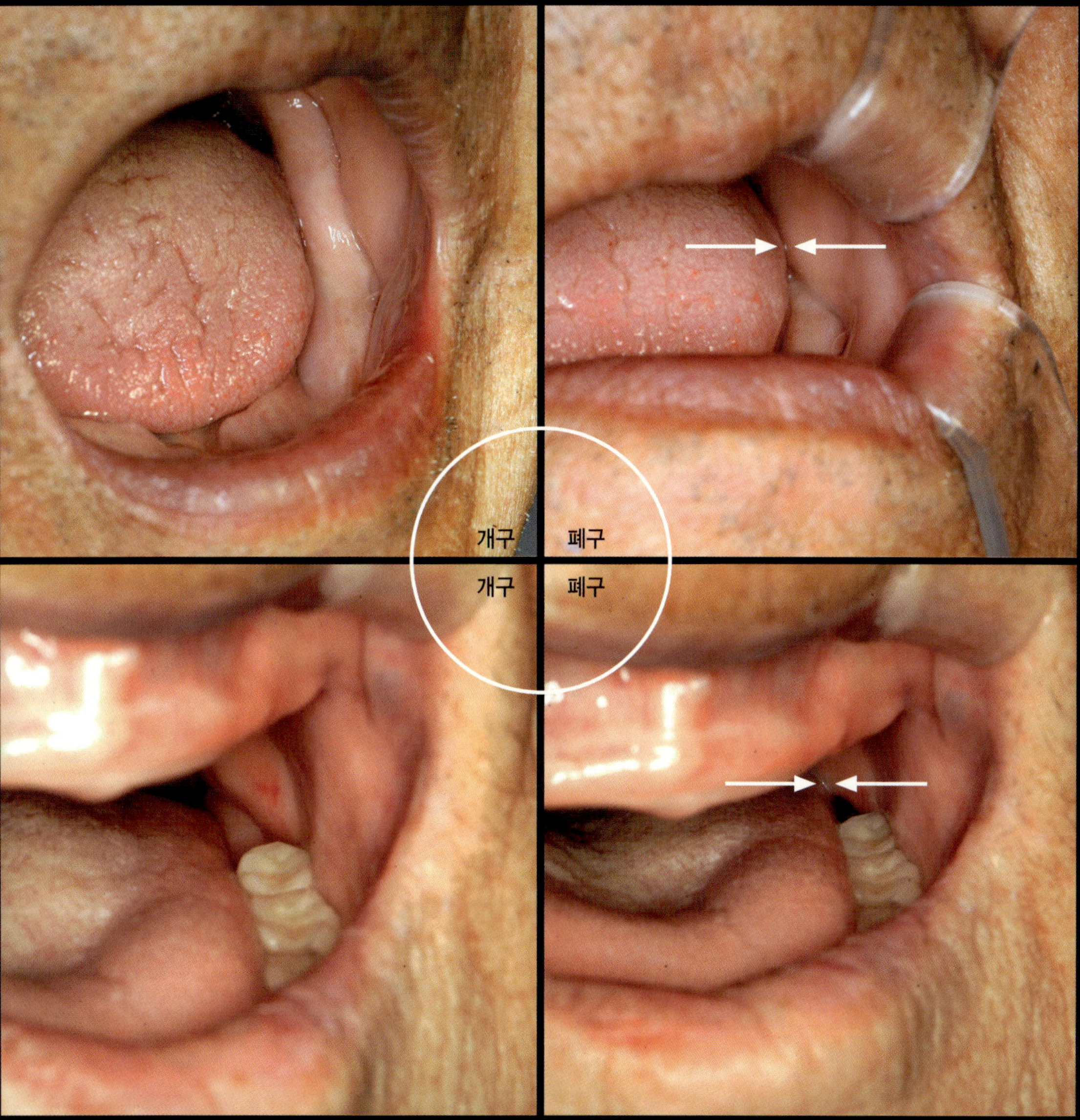

개구하면 협점막과 혀가 떨어지지만, 폐구하면 협점막과 혀가 retromolar pad상에서 접촉하여 후연을 봉쇄한다.

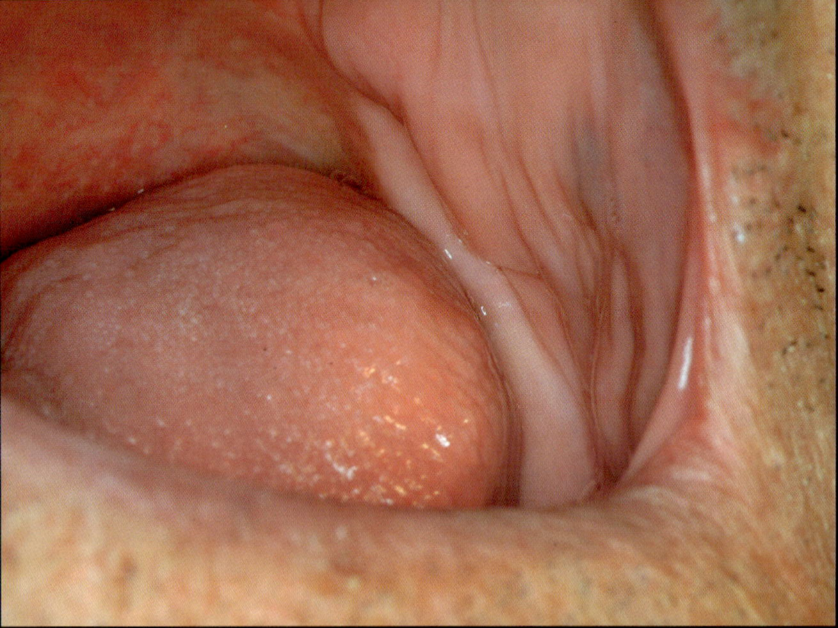

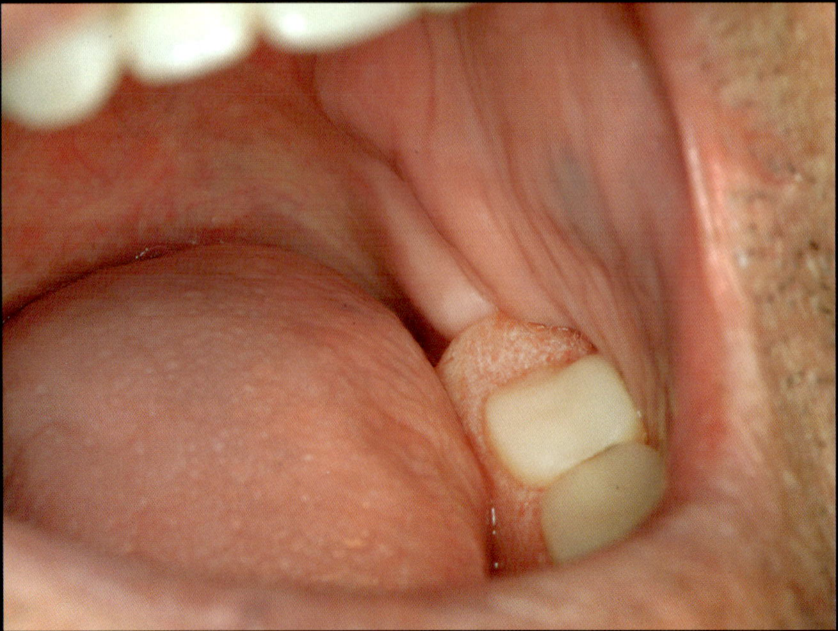

따라서 상이 retromolar pad를 덮지 않고 후연이 pad 직전에서 끝나면,

① 상 후연이 단단한 조직 위에 위치하므로 침하에 의한 봉쇄를 기대할 수 없다.

② 폐구해도 협점막과 혀가 retromolar pad 위에서 접촉하므로 의치상을 덮을 수 없다.

위의 두 가지 이유에서 봉쇄가 어려워진다.

❹ 설측 전방

설하주름에 의한 봉쇄

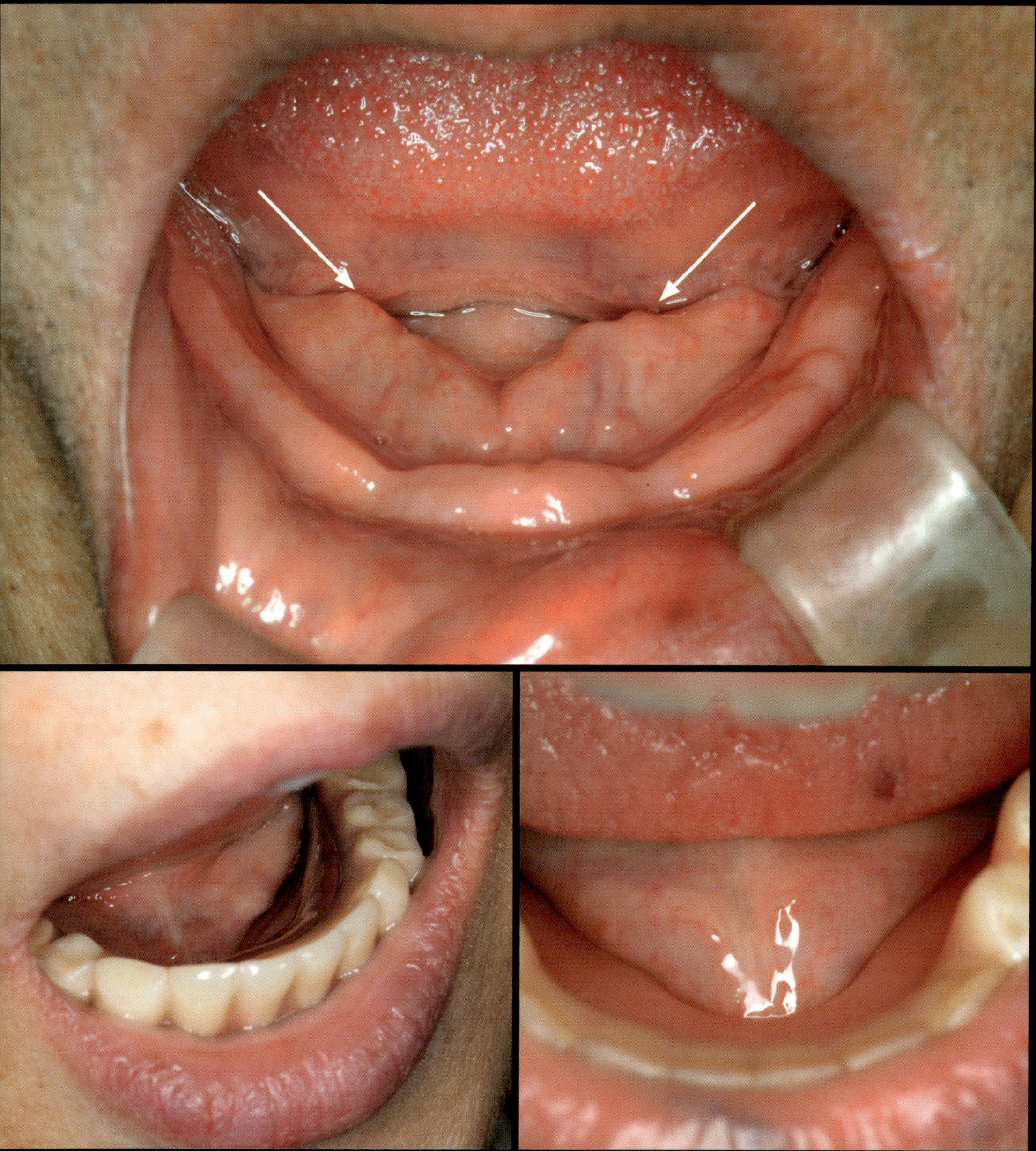

스폰지와 같은 부드러운 조직이 의치상을 봉쇄한다. 설하주름이 풍부한 증례는 강한 봉쇄를 기대할 수 있다.

1

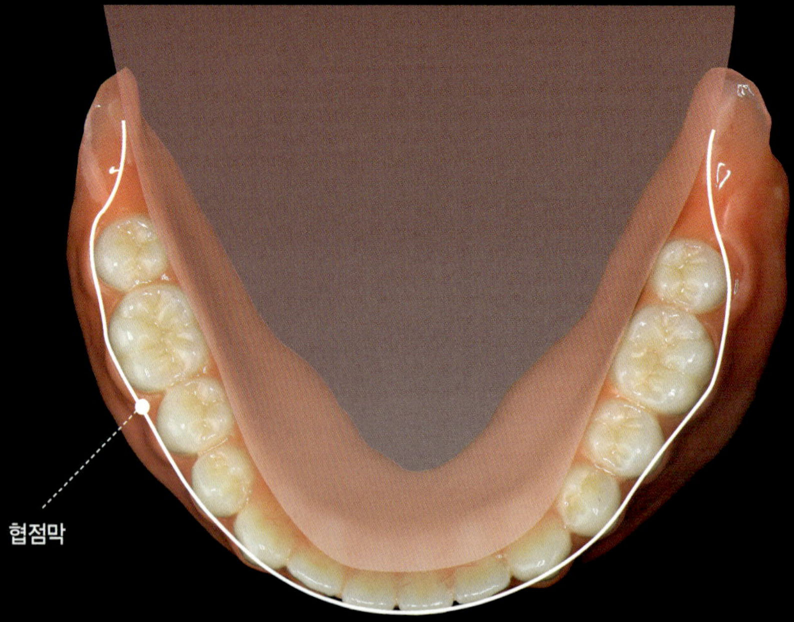

앞에서 언급하였듯이 폐구 위에서 하악 총의치를 구강점막으로 변연 봉쇄하는 환경을 만든다.

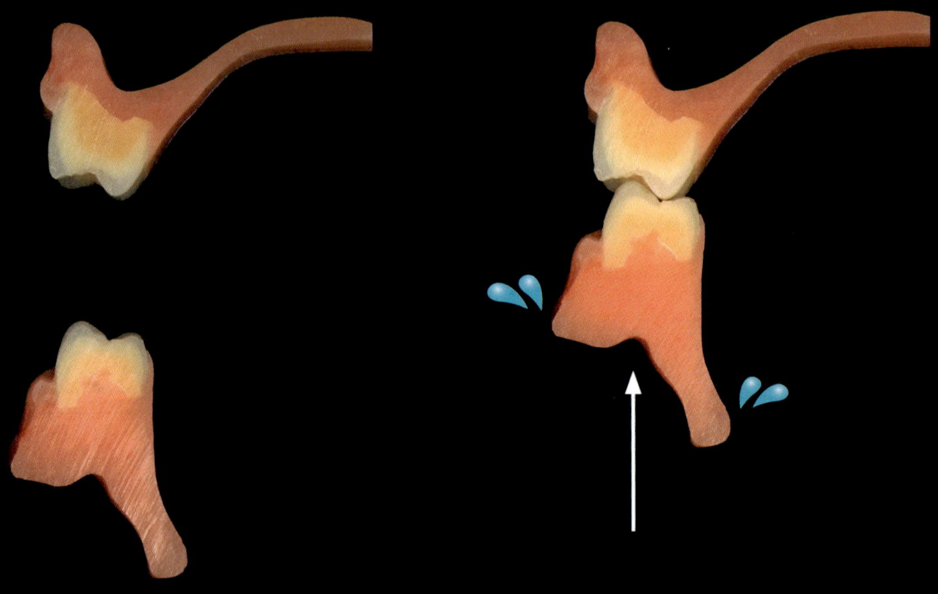

일반적으로 하악 총의치는 타액을 매개로 치조제 위에 위치한다. 교합이나 연하 운동으로 타액과 물 등의 액체·기체가 상 내면에서 배출되어 밀착이 일어난다.

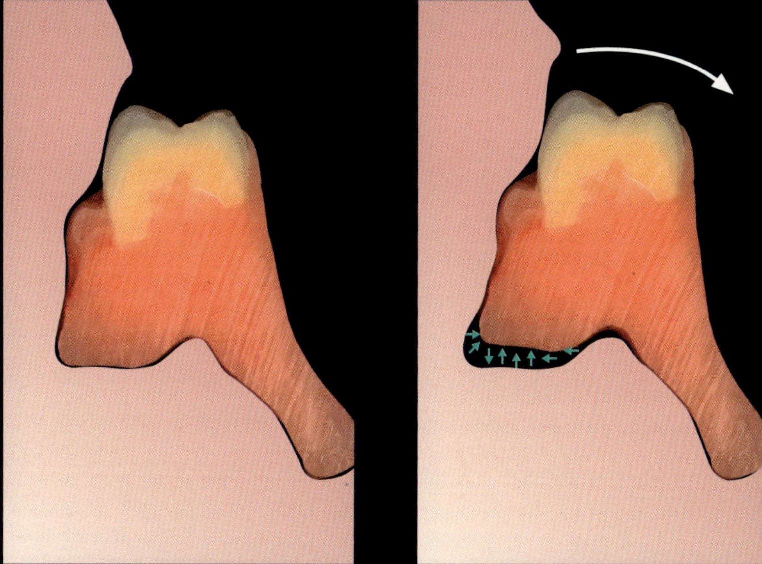

음식이나 설압 등에 의해 의치를 이탈시키려는 힘이 작용하면 상 내면이 음압 상태가 되어 흡착이 일어난다.

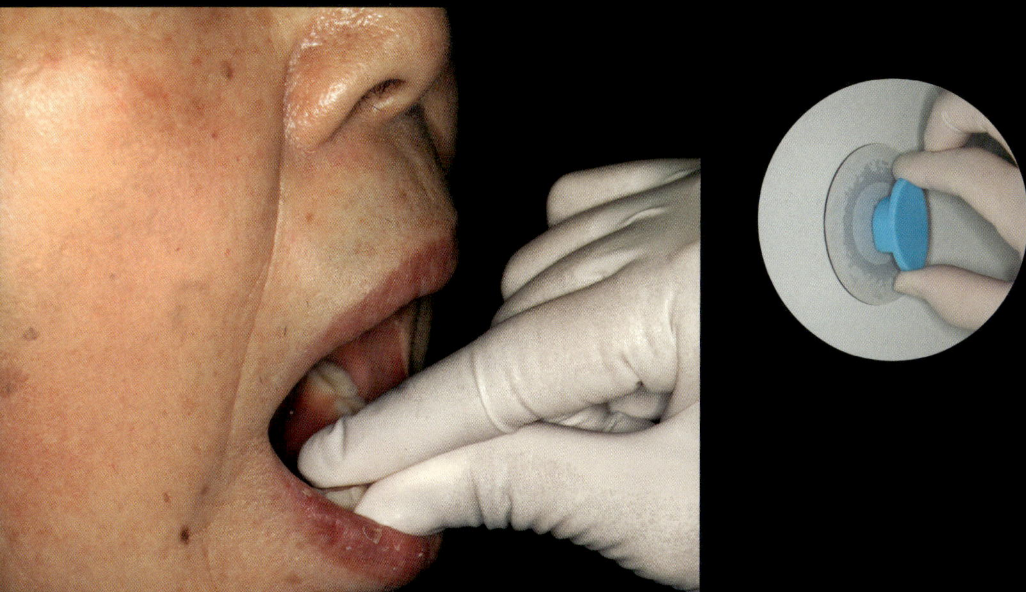

폐구 상태에서 한 번 흡착하면 개구해도 빠지지 않는다. 빨판과 같은 원리이다.

2

왜 폐구 인상인가?

What is Suction Denture?

Why is the closed-mouth impression technique necessary?

Why is the closed-mouth impression technique necessary?

2

왜 폐구 인상인가?

과거에는 개구 인상이 주류였다.
그러나 개구 인상에서는 흡착을 달성하기가 정말로 어렵다.
왜 폐구 인상이 필요한지 설명하겠다.

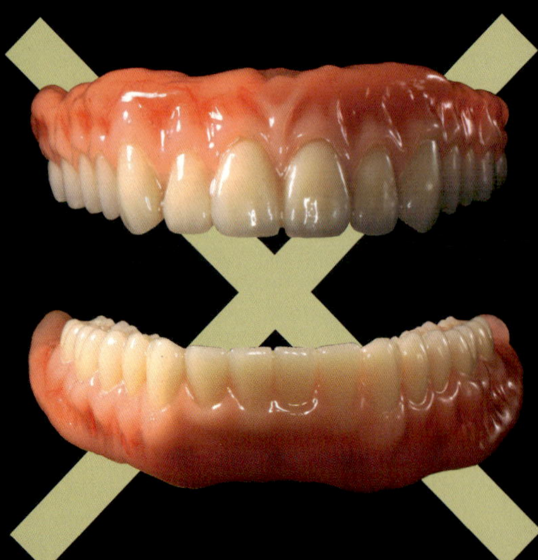

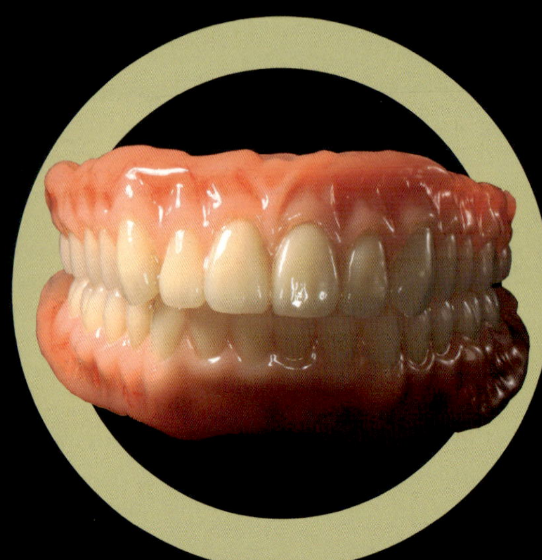

폐구 시와 개구 시에 구강점막의 형태가 변한다

폐구 시와 개구 시에 구강점막의 형태가 변한다. 폐구 시에는 혀가 전방에 위치하고 협점막과 혀가 retromolar pad상에 접촉한다. 개구 시에는 개인차가 있지만 혀가 후방으로 당겨져 협점막과 혀가 멀어진다.

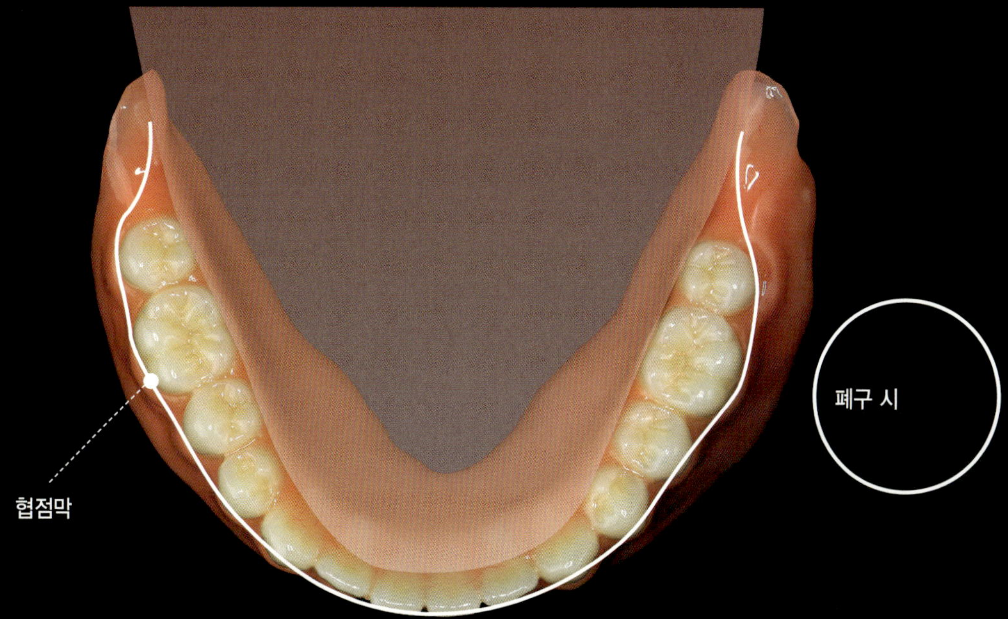

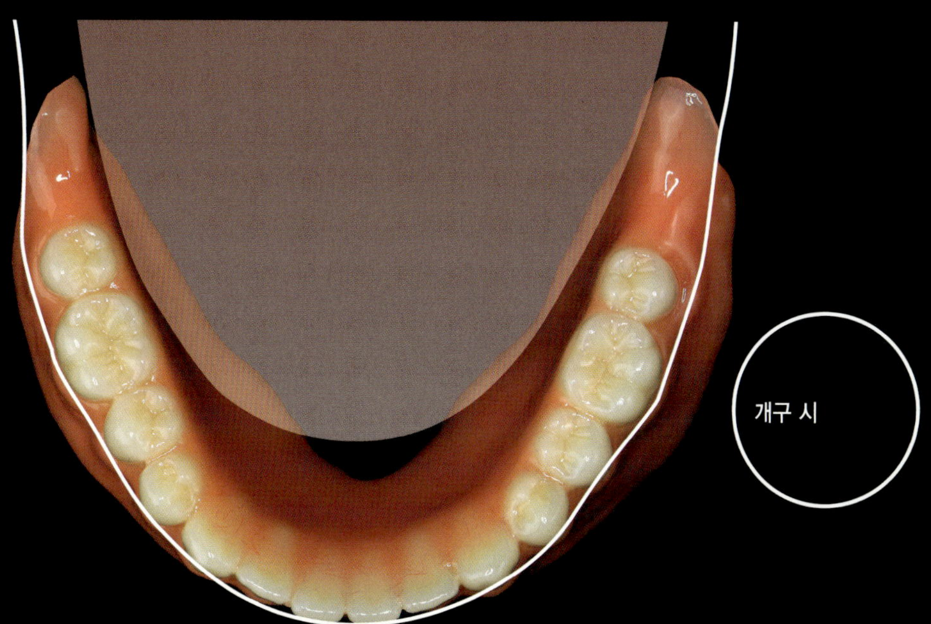

폐구 시와 개구 시에 협점막의 형태가 변한다

폐구 상태에서는 협점막이 치조제에 올라가지만, 개구하면 협점막이 수직으로 일어선다.

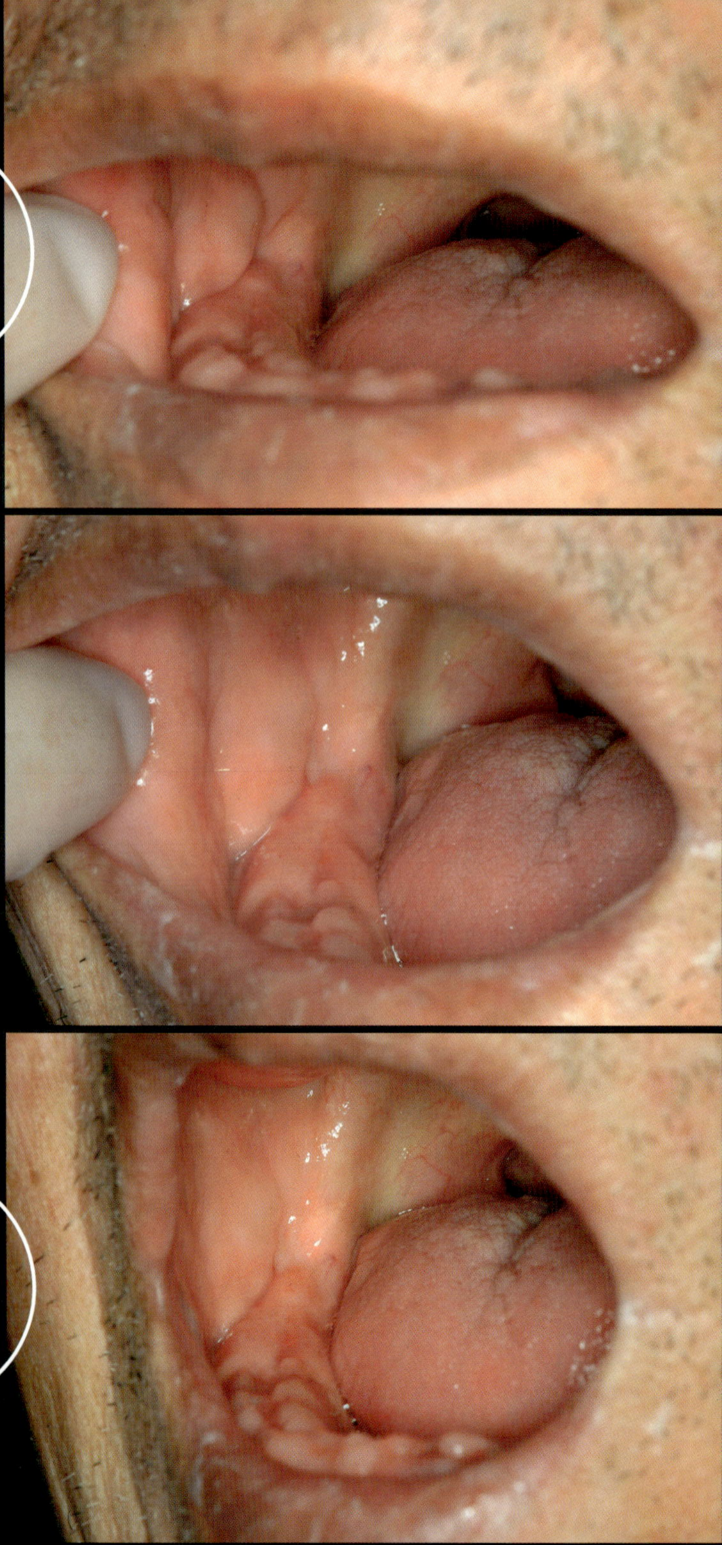

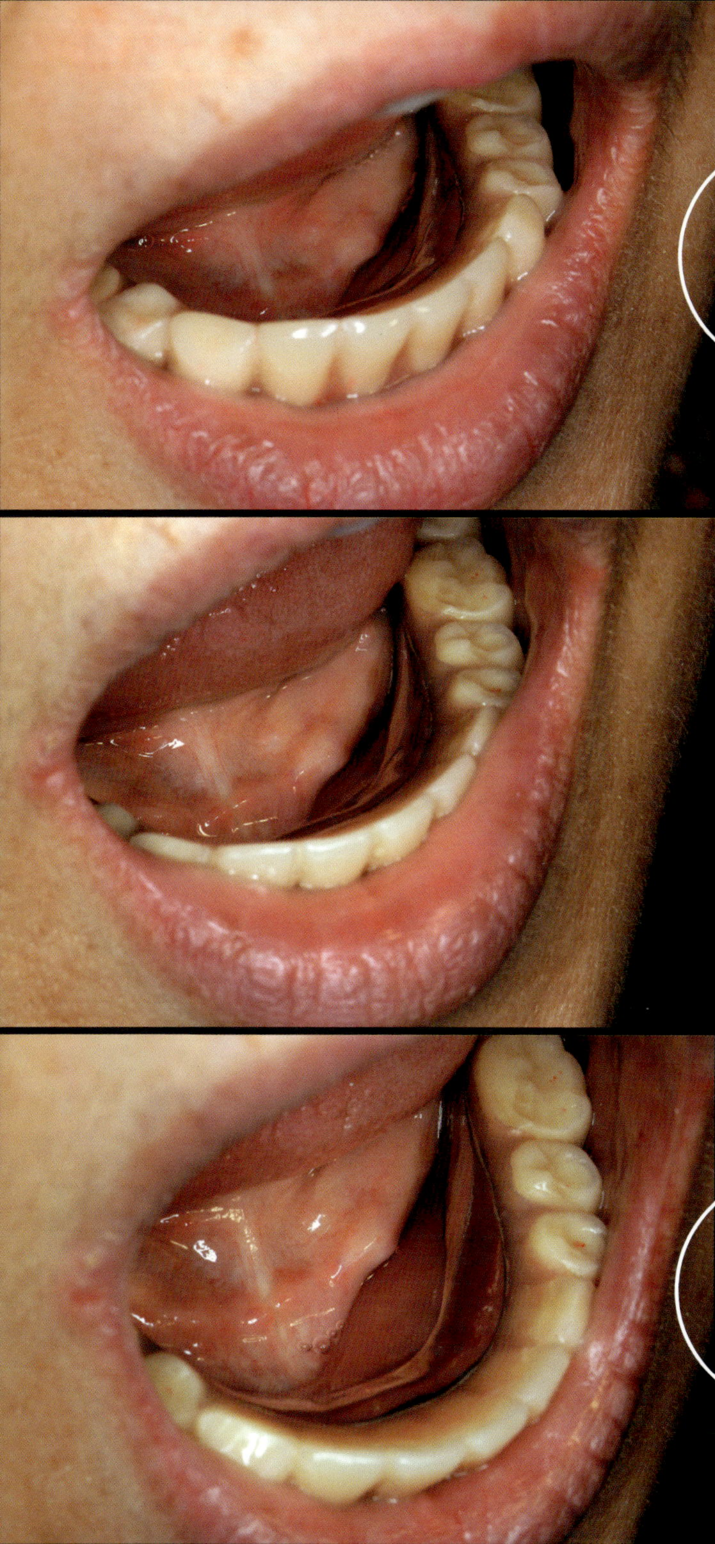

폐구 시와 개구 시에 설하주름부의 형태가 변한다

폐구 상태에서는 설하주름이 의치상에 올라가 봉쇄 면적이 넓지만, 개구해 혀가 후방으로 당겨지면 설하주름도 끌려가 당겨져 봉쇄 면적이 좁아진다(혀를 당기는 정도는 개인차가 있다).

개구 인상

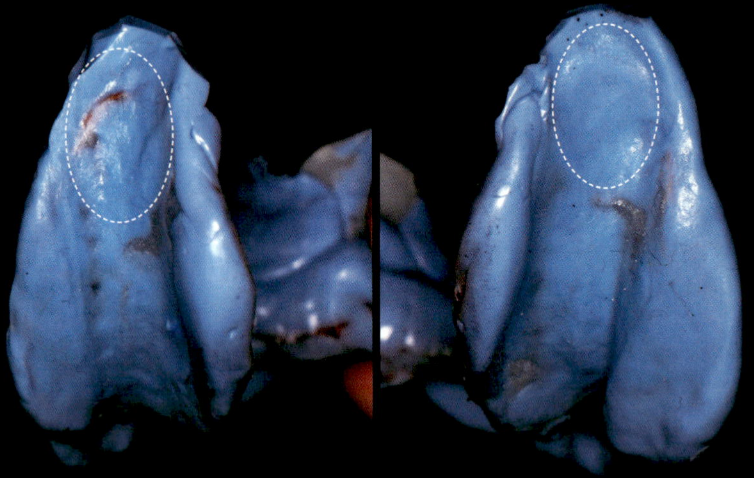

폐구 시와 개구 시에 retromoalr pad부의 형태가 변한다

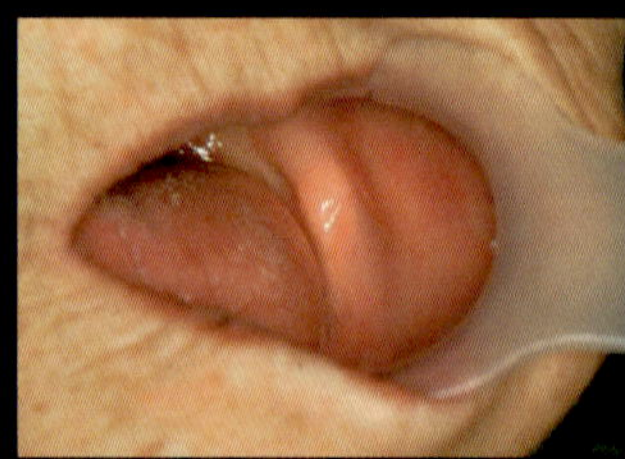

동일 환자에게 개구 인상과 폐구 인상을 채득했다.
개구 인상의 retromolar pad는 세로로 길지만, 폐구 인상의 retromolar pad는 가로로 길다.

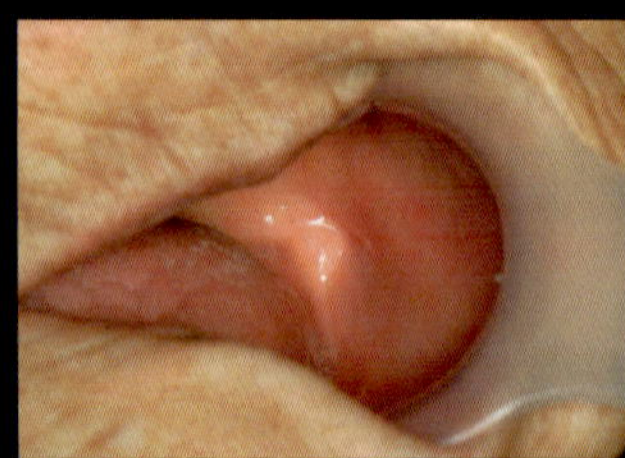

폐구 인상

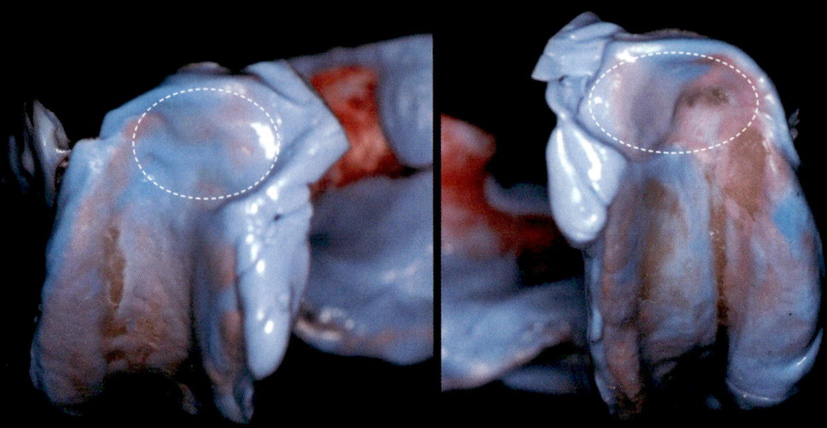

糠澤眞壹(후쿠시마현 개업) 선생이 제공한 의치 사진

선조직이 풍부하고 부드러운
retromolar pad

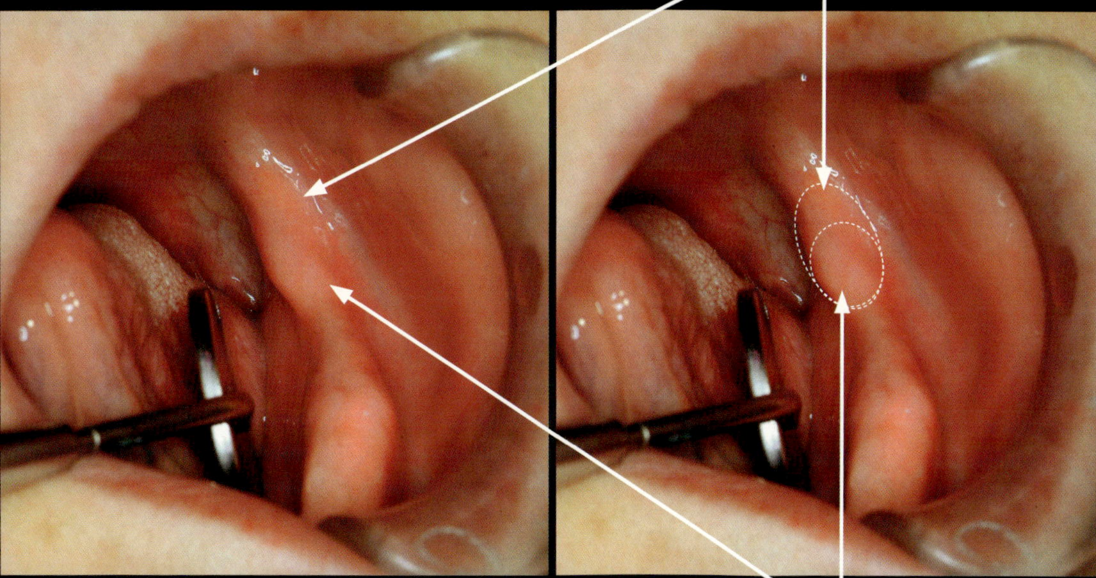

섬유성 조직이 풍부하고 단단한
retromolar pad

개구에서 폐구로 가면 retromolar pad 후연이 접히고 전방의 단단한 retromolar pad는 크게 변하지 않지만, 후방의 부드러운 retromolar pad부는 설측으로 넘어진다.

Retromolar pad 단면도

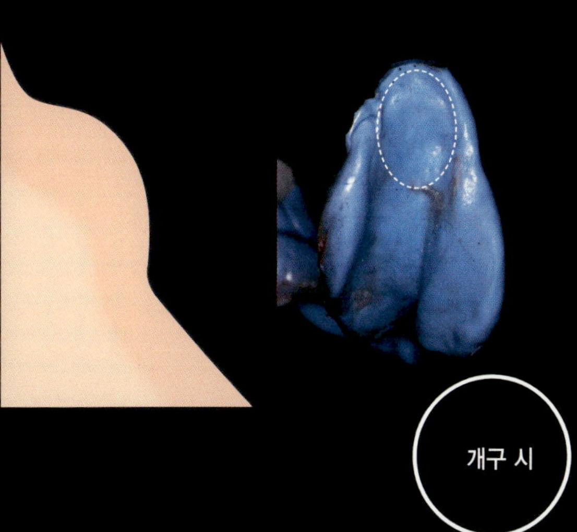

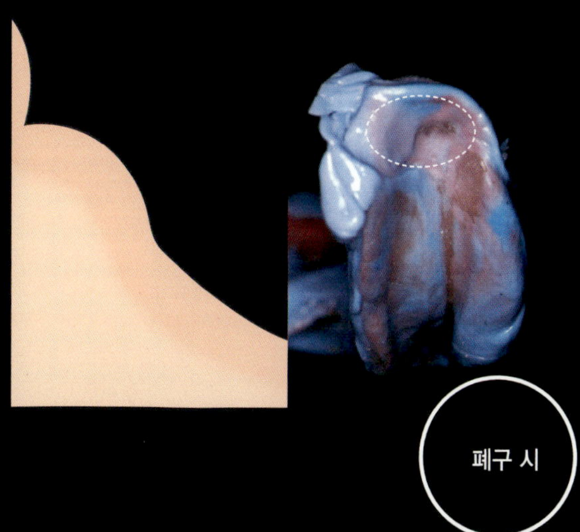

2

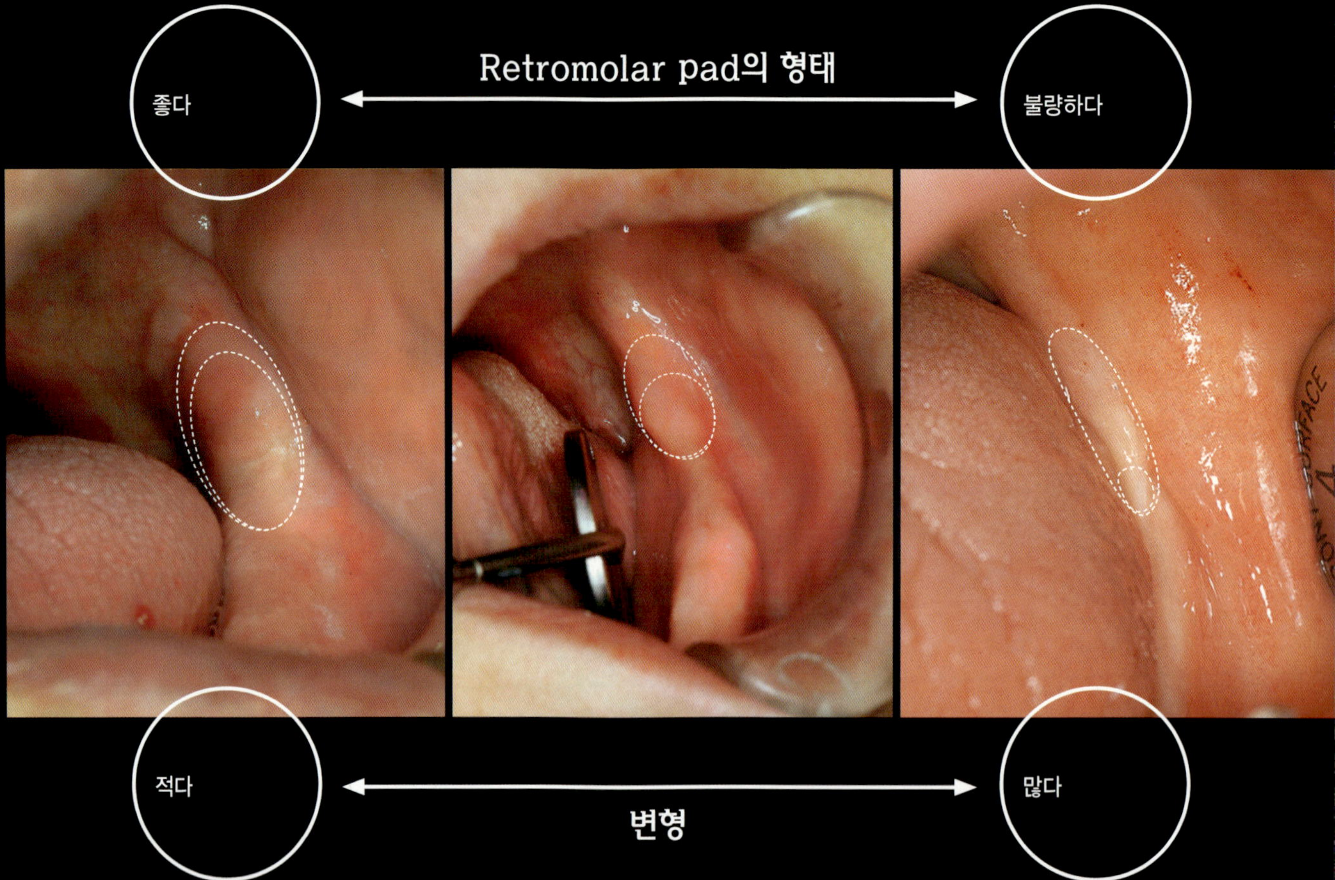

전방의 단단한 retromolar pad가 많으면 개폐구 시에도 변형이 적다.
단단한 부분이 거의 없는 끈 형태의 retromolar pad가 되면 변형이 현저하다.

개구 시 retromolar pad에 맞춰 상을 제작하면 폐구 시에는 retromolar pad와 상 내면이 잘 맞지 않는다.

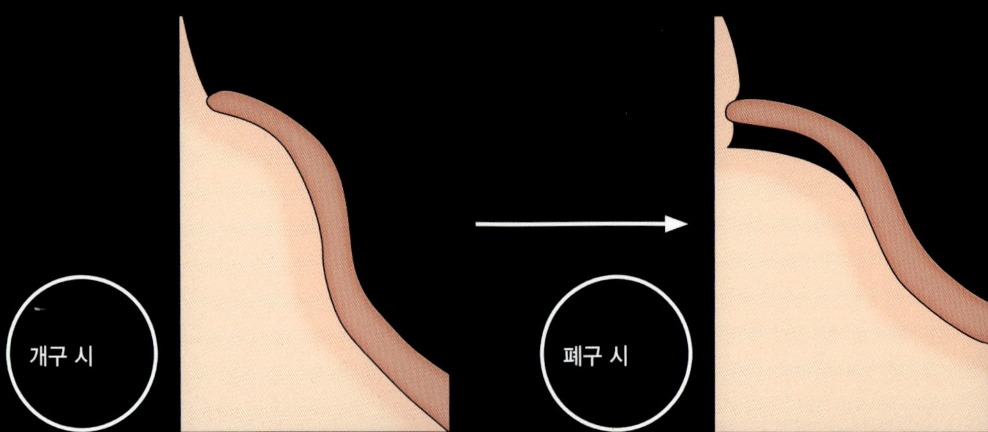

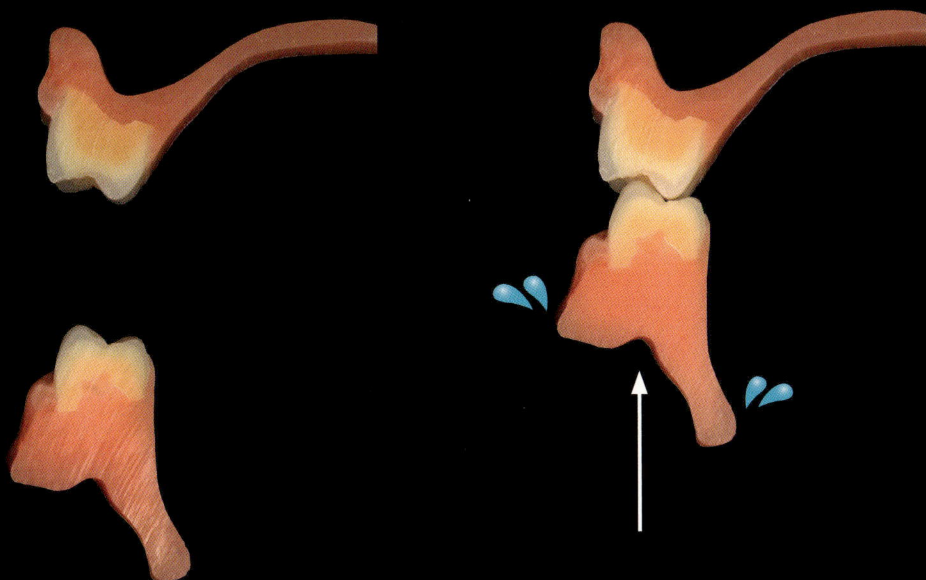

폐구 상태의 점막 형태로 흡착시키므로 개구 상태의 점막 형태를 가진 의치는 맞지 않고 잘 흡착되지 않는다.

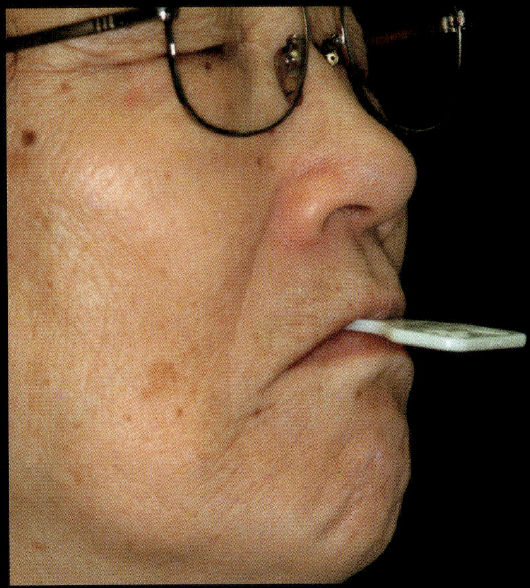

따라서 폐구 인상이 필요하다.

3

하악 총의치의 흡착 인상 채득법

What is Suction Denture?

Impression method for suction-effective mandibular complete dentures

3

하악 총의치의 흡착 인상 채득법

폐구 기능 인상을 채득한다.
Chair side에 이 책을 펼쳐두고 직접 인상을 채득해 보자.

흡착 의치의 제작 과정

표준적인 총의치 제작법과 순서가 동일하지만, 정밀 인상을 채득할 때 폐구 인상을 위해 임시로 교합을 채득하므로 본 교합 채득과 혼동하지 않도록 주의한다.

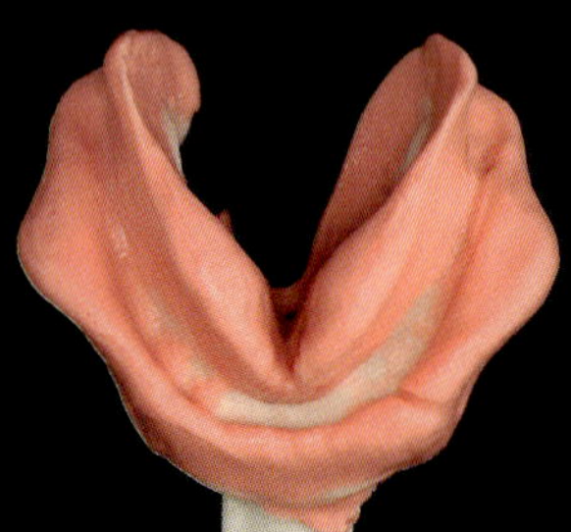

예비 인상

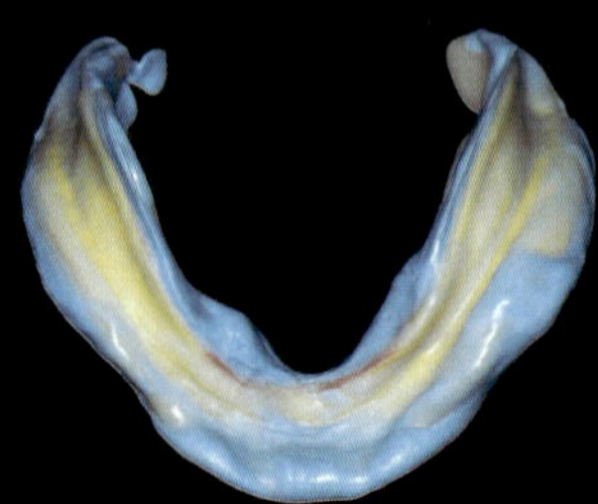

정밀 인상

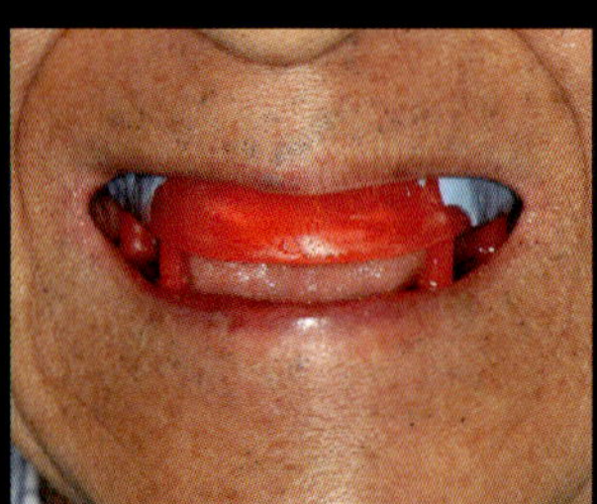

교합 채득

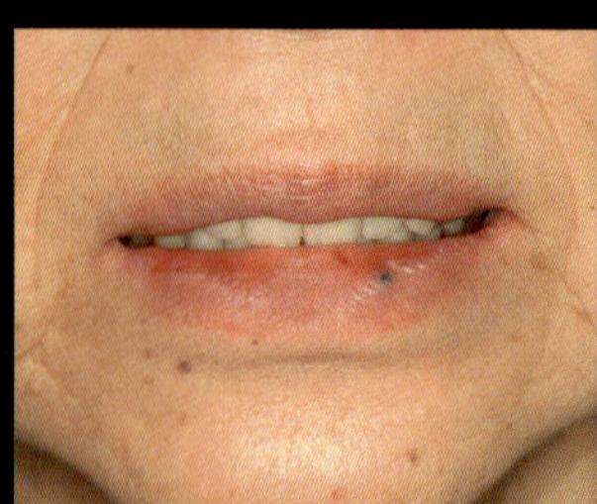

시적

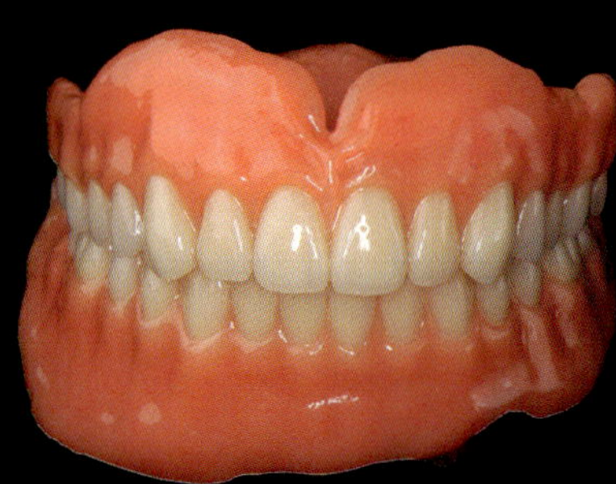

의치 장착

일상생활에서 흔히 취하게 되는 악위인 하악 안정위에서 구강 내 공간을 있는 그대로 채득하는 데 그 목적이 있다.

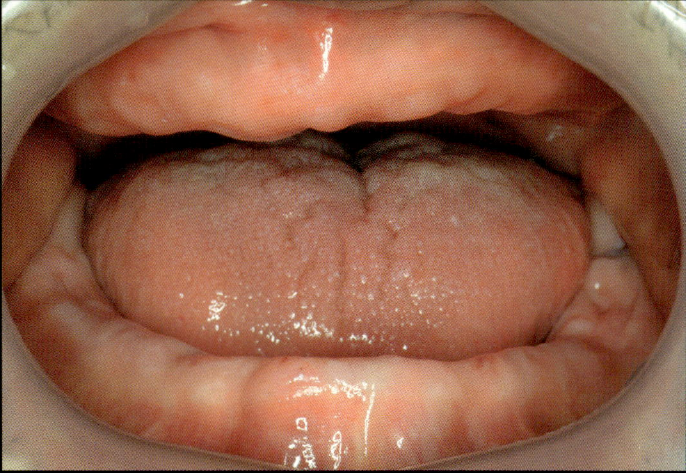

하악 안정위에서 있는 그대로의 구강 내 공간을 인상 채득한다(폐구 인상)

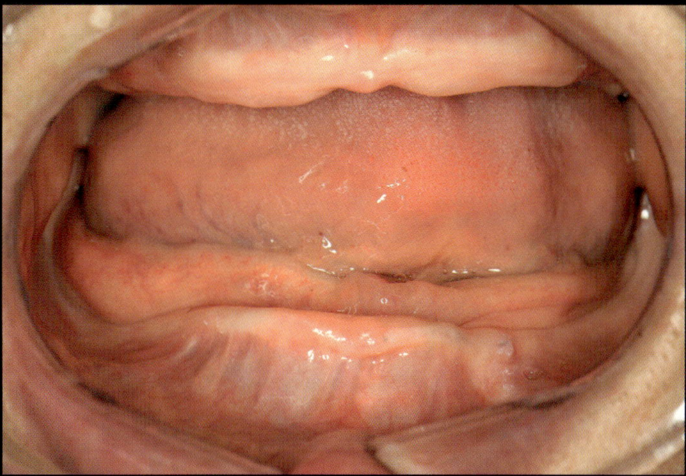

점막과 접촉하기 쉽다

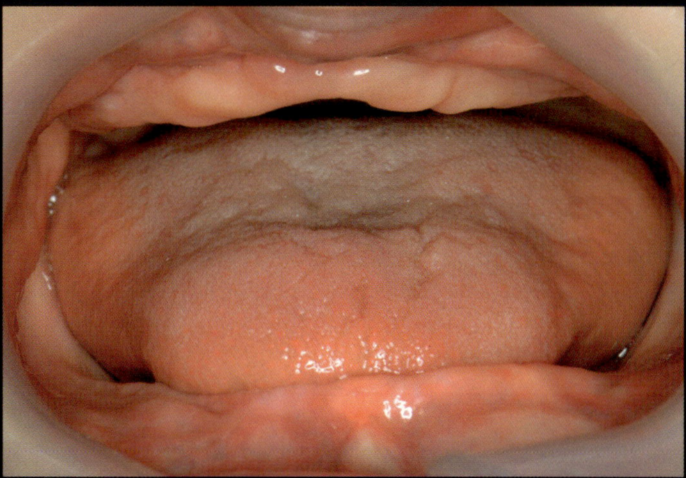

변연 봉쇄가 쉽다

예비 인상
원칙

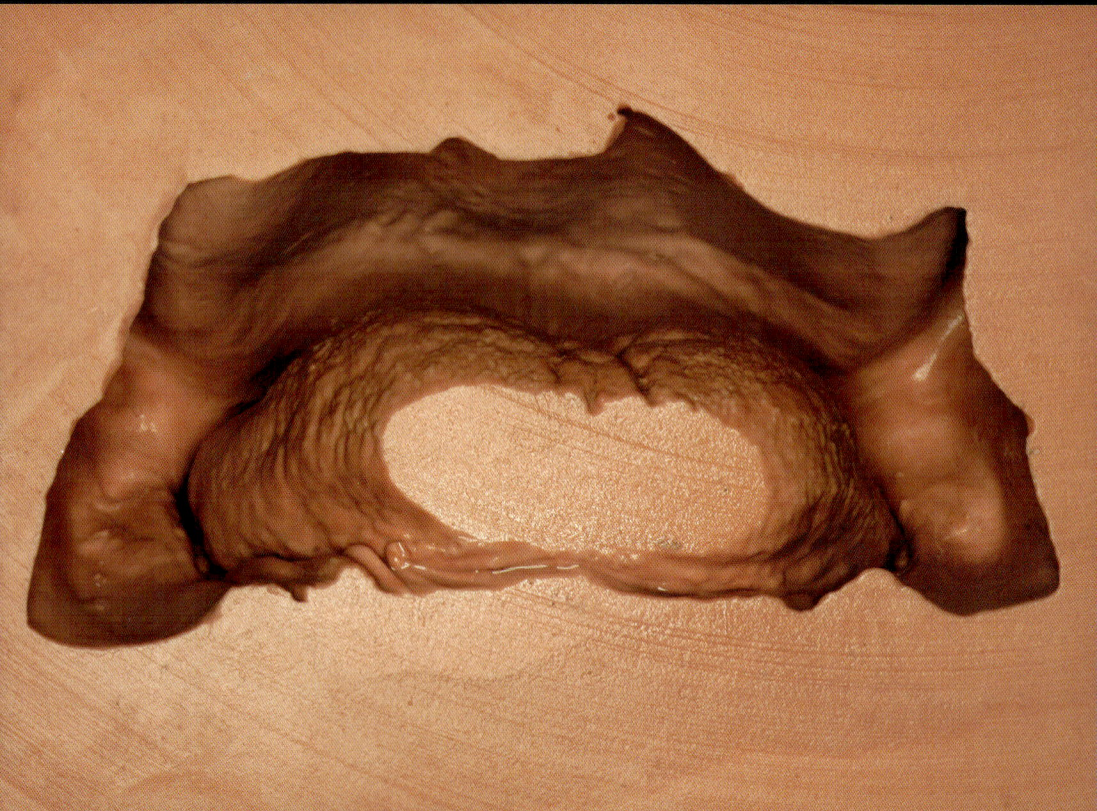

染谷成一郎 선생, 阿部二郎 선생 제공

부드럽고 유동성이 있는 알지네이트 인상재를 구강 내에 주입해 폐구를 지시하고, 인상재의 탄력만으로 구강 내 공간을 인상 채득한다.
하악 안정위에서 구강 내 영역을 있는 그대로 재현한 모형.

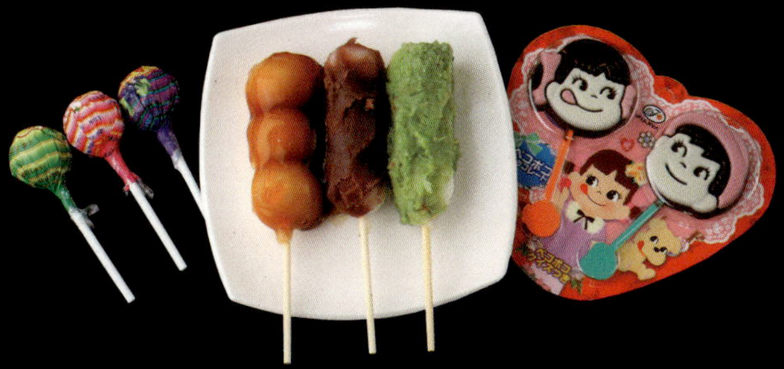

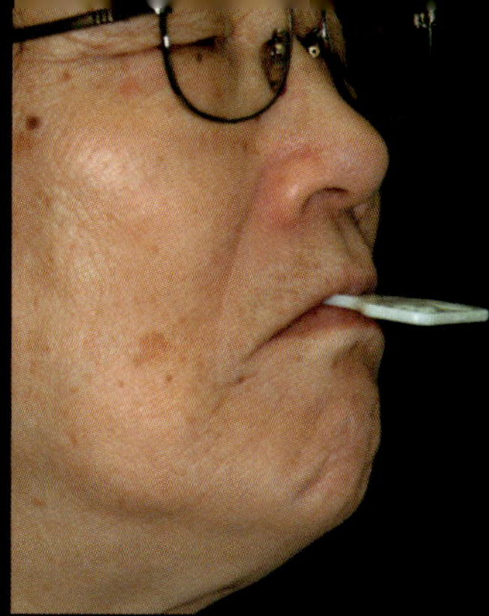

떡이나 사탕도 그러듯이, 경화된 인상체를 조작하기 쉽도록 인상재가 경화되기 전에 트레이를 삽입한다.

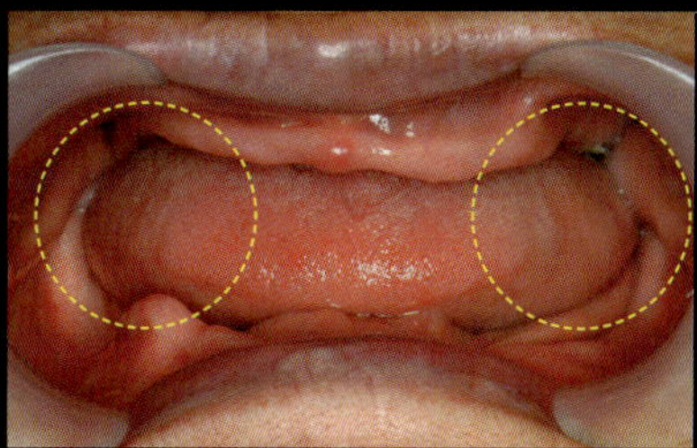

Frame Cut Back Tray

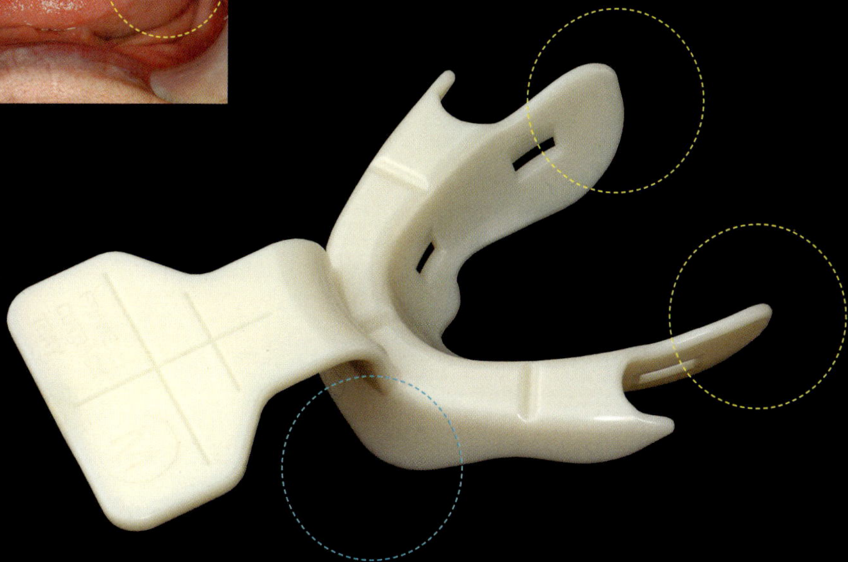

이 막대에는 특별한 장치가 있는데, 접촉하는 혀의 측면과 retromolar pad 설측 하방 치조제 사이, 아랫입술 설측 점막면과 하악 전치부 치조제 순면 사이에 인상재를 주입하므로 칸막이가 있다.

이렇게 하면 그 곳에 인상재가 들어간다

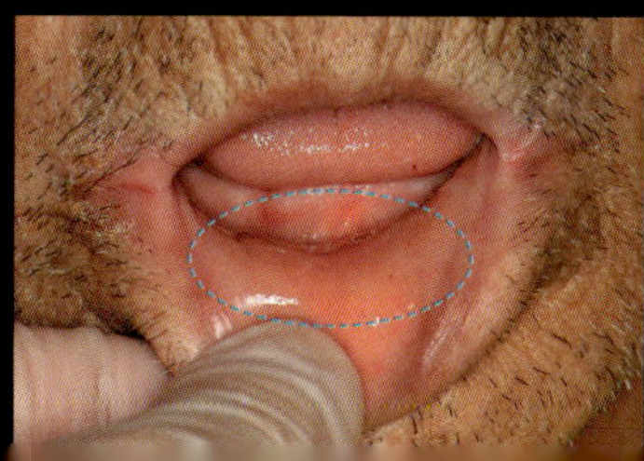

예비 인상
술식

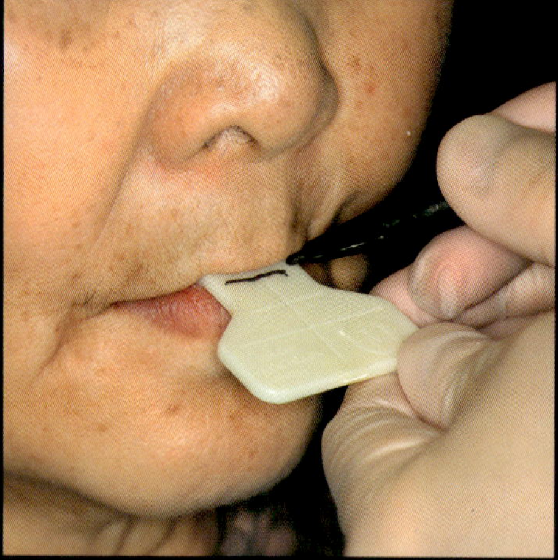

트레이를 시적하고 윗입술의 위치를 트레이의 손잡이에 표시한다.

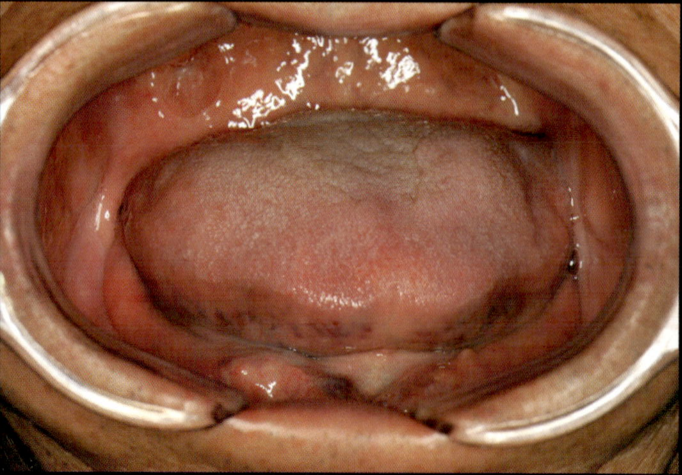

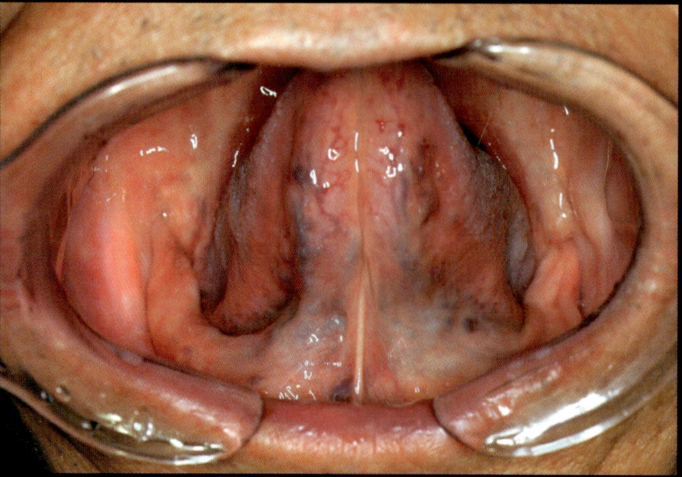

보통 혀의 측면과 retromolar pad의 설측 하방 치조제가 접촉하는데, 혀를 상방으로 들어 올리면 혀의 형태가 끝이 뾰족한 삼각형이 되어 그 부위에 공간이 생긴다.
따라서 인상재 및 트레이가 들어가기 쉬우므로 삽입할 때에는 혀를 위로 올리도록 한다.

혀를 위로 올리게 하고 유동성이 높은 알지네이트 인상재를 시린지(TERUMO syringe·카테터칩형 50mg SS-50CZ)로 구강 내에 주입한다.

편측 retromolar pad에서 시작해 혀 아래에 주입하고 반대측 retromolar pad, 협측, 순측, 협측, 그리고 처음의 retromolar pad 순으로 주입한다. 알지네이트 인상재로 구강 내를 충분히 채운다.

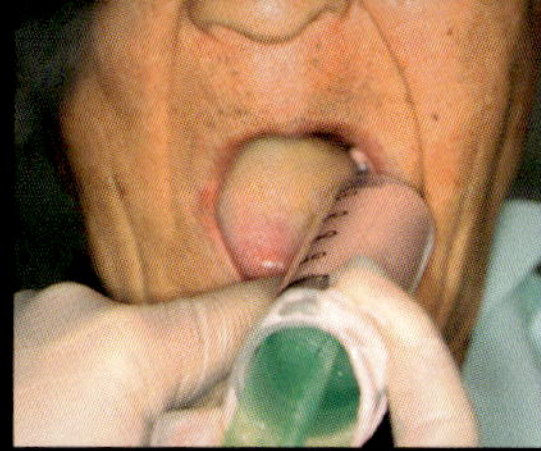

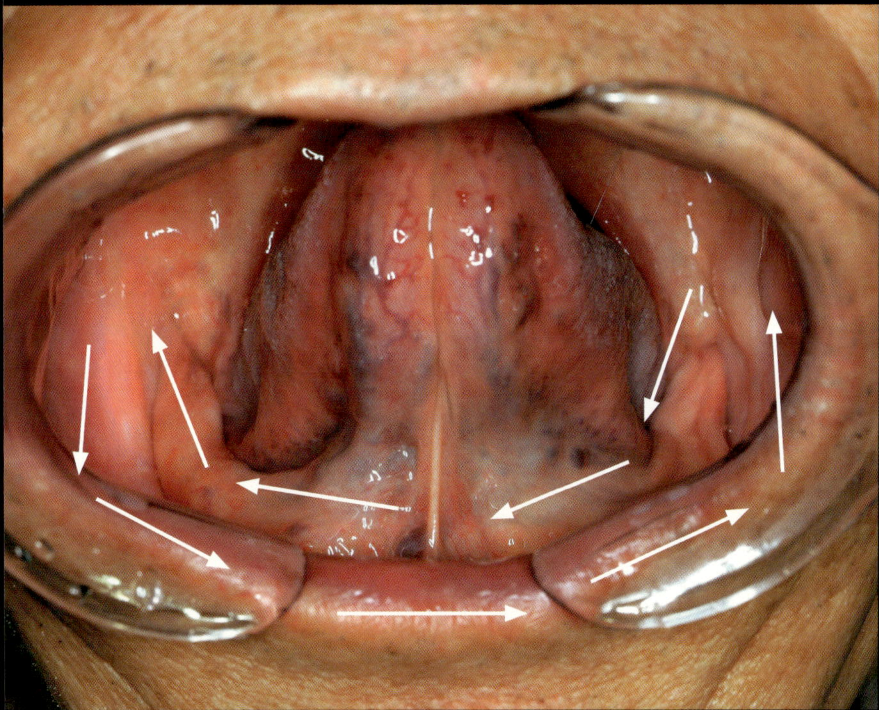

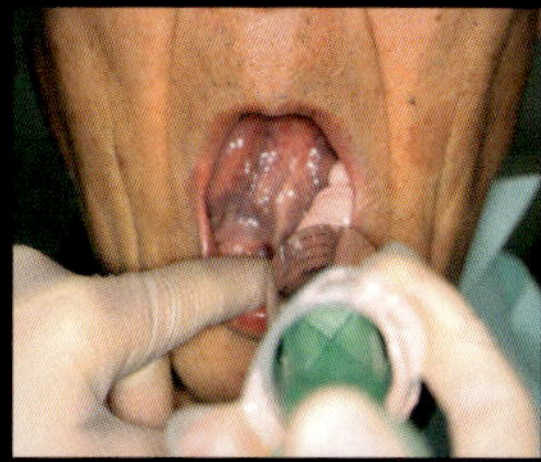

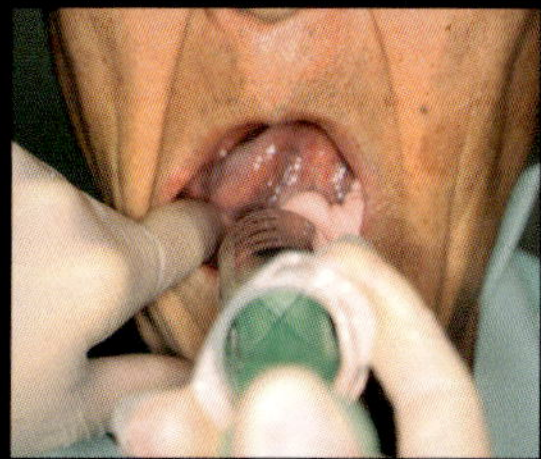

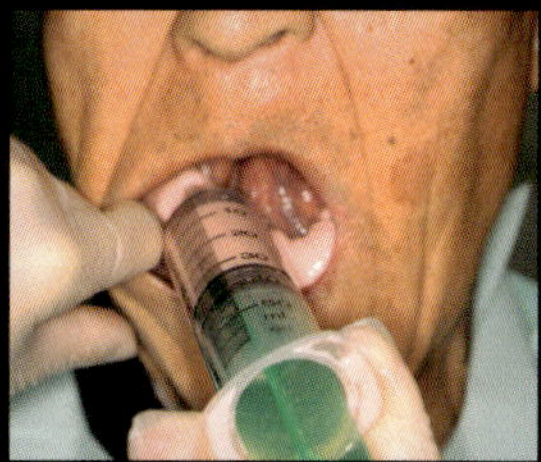

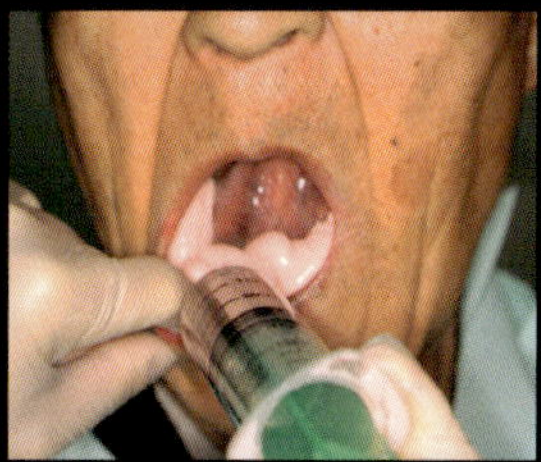

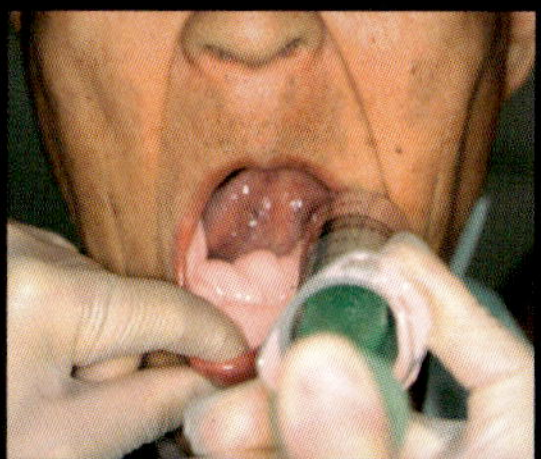

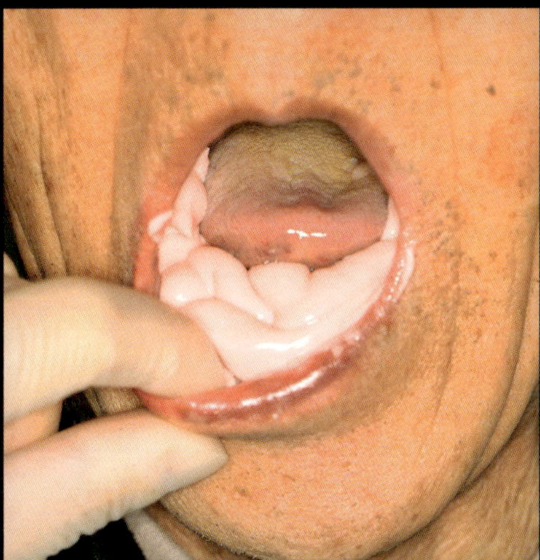

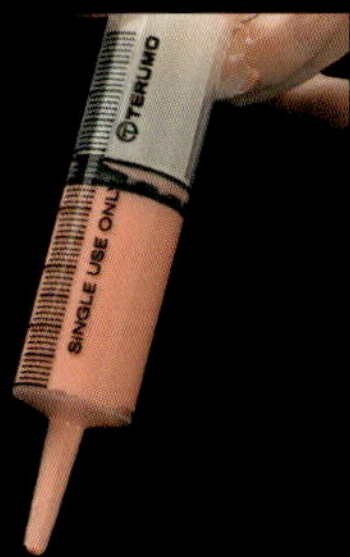

3

▶ 이중 인상법

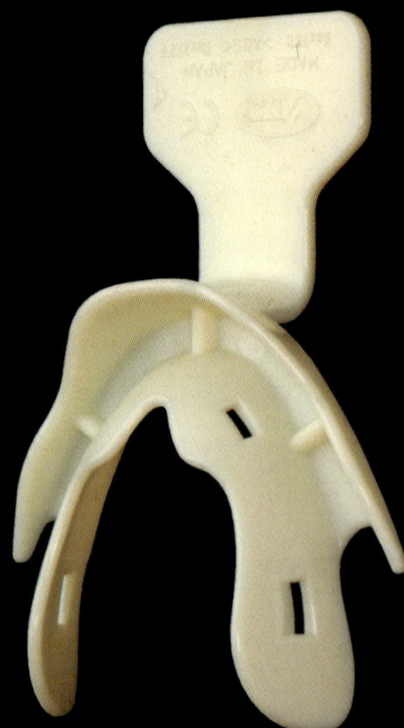

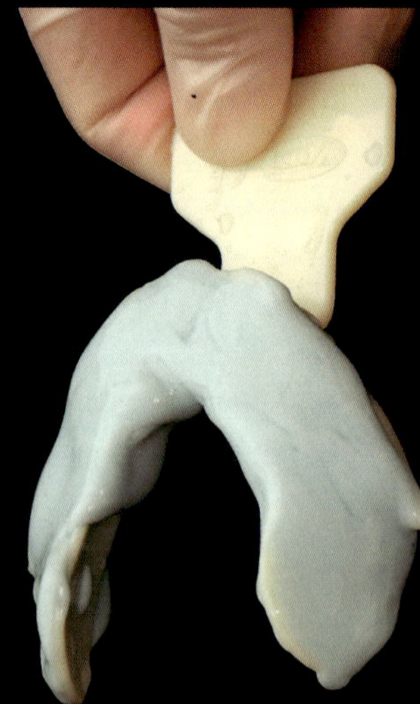

트레이에 올린 유동성이 낮은 인상재로 구강 내에 삽입한 유동성이 높은 인상재를 약하게 눌러 그것이 중앙에 위치하면

① 기포가 적고 정밀도가 높은 인상체가 완성된다.

② 석고 무게로 인한 인상의 변형에도 대응한다.

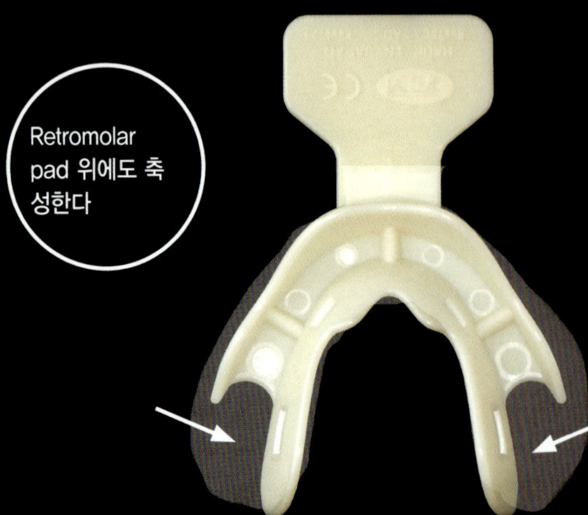

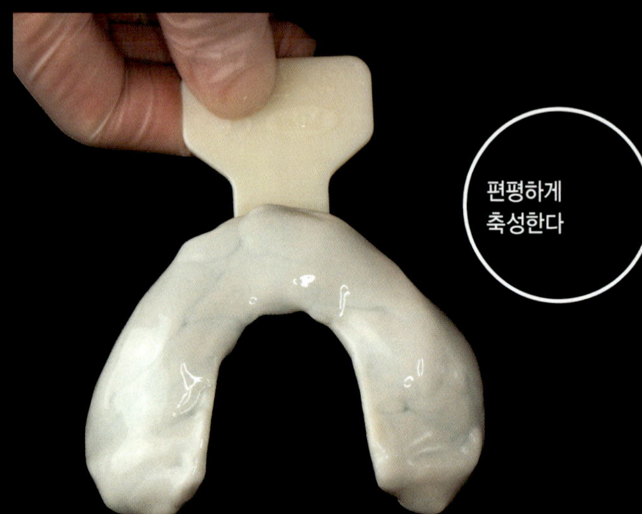

유동성이 낮은 알지네이트 인상재를 트레이에 축성한다. 프레임이 없는 retromolar pad부에도 축성한다. 흐르는 물로 형태를 평평하게 정돈한다.

트레이를 전치부 치조제에 맞추고 혀가 위로 올라갔는지 확인한다.

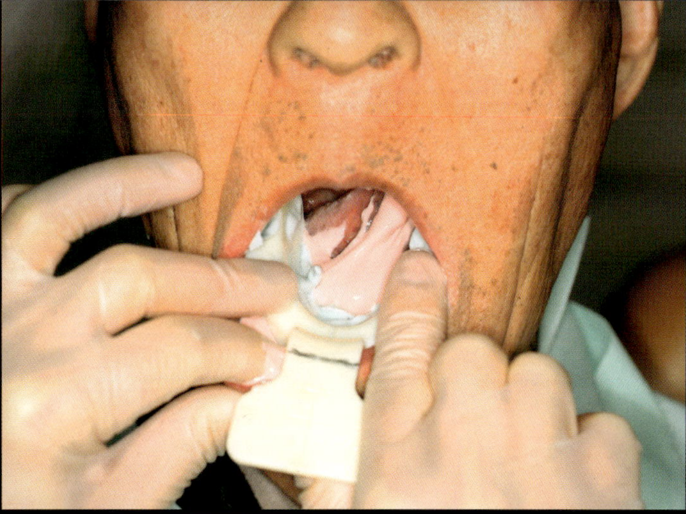

확인 후 트레이의 구치부를 누른다. 혀를 트레이 위에 올리도록 한다.

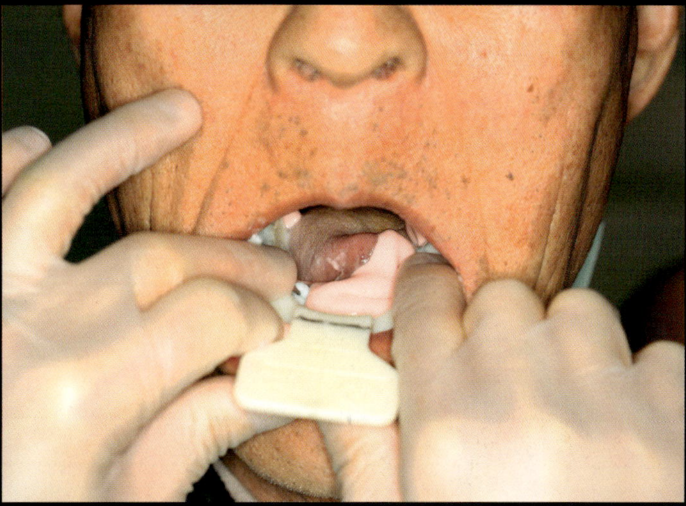

폐구를 지시한다.

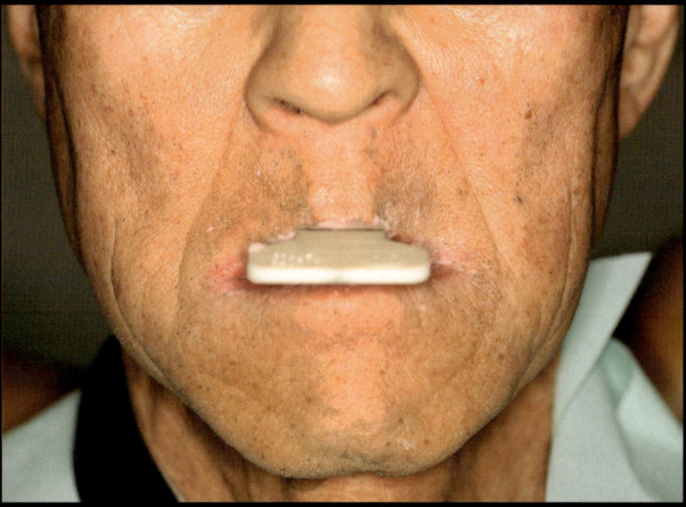

미리 표시해 둔 매직선이 윗입술에 일치하도록 조정한다.

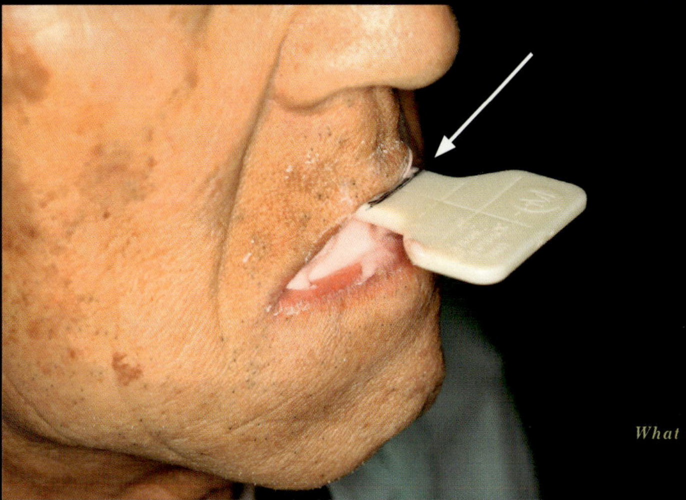

3

인상재의 무게로 뺨이 부풀어 오르므로 뺨을 한 번 쓸어주고 인상재가 경화되기를 기다린다.

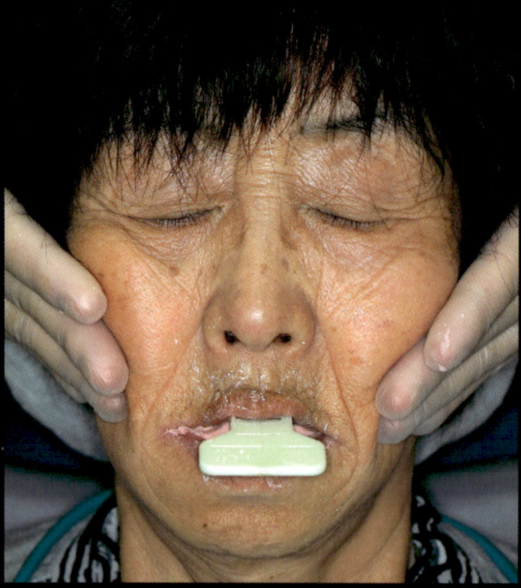

칸막이가 있는 트레이를 사용해 하악 안정위에서 구강 내 공간을 재현했다.

점막면

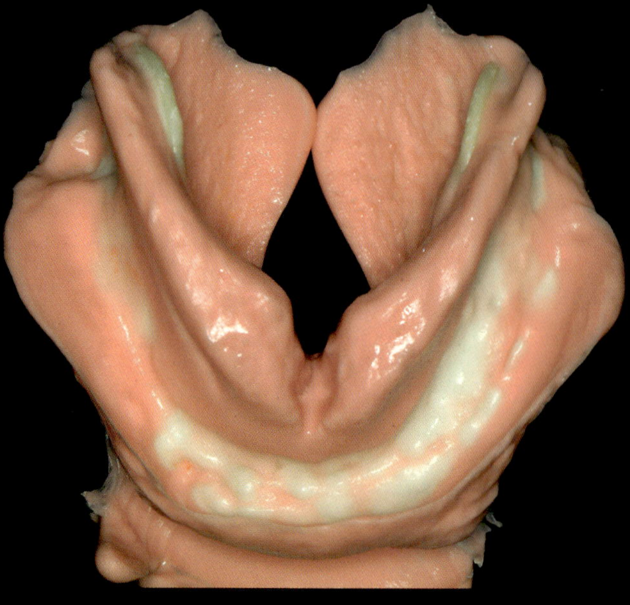

후방면

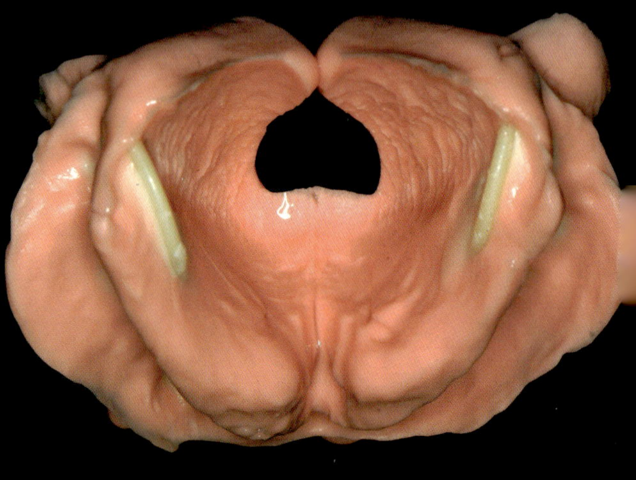

예비 인상
재료

유동성이 높다
(물 20% 증가)

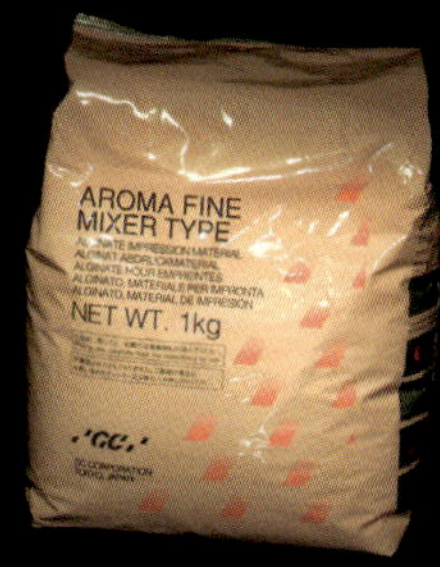

AROMA FINE(GC)

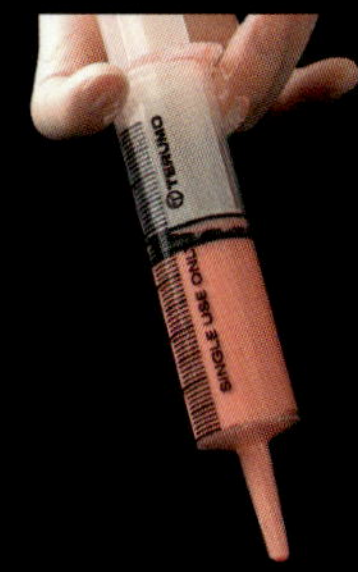

TERUMO syringe 카테터칩형 50mg
SS-50CZ

2종류의 알지네이트 인상재.

유동성이 낮다
(물 20% 감소)

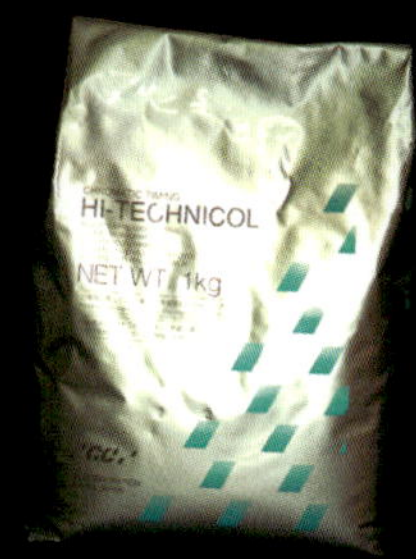

HI-TECHNICOL(GC)

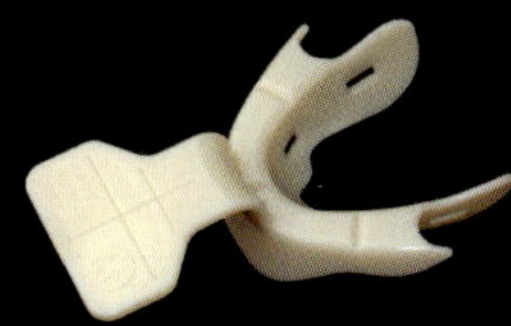

Frame Cut Back Tray

제조원 : Yamaura
판매원 : Morita
M, L 크기 2종류

일회용 타입
(비내열성 플라스틱)

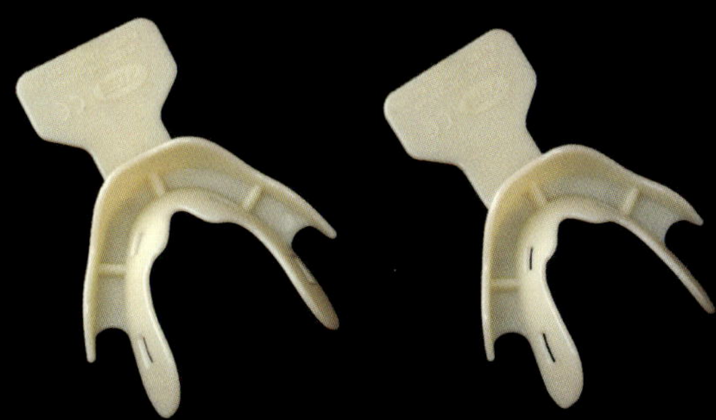

FCB tray와 사용 가능한 인상재의 조합

	Ⅰ. 유동성이 높은 인상재	Ⅰ. 유동성이 낮은 인상재
Ivoclar Vivadent	Vival 물 20% 증가	Vival
Nissin	Alflex Dust Free 물 50% 증가	Alflex Denture
GC	Aroma Fine Dust Free 물 20% 증가	HI-TECHNICOL 물 20% 감소

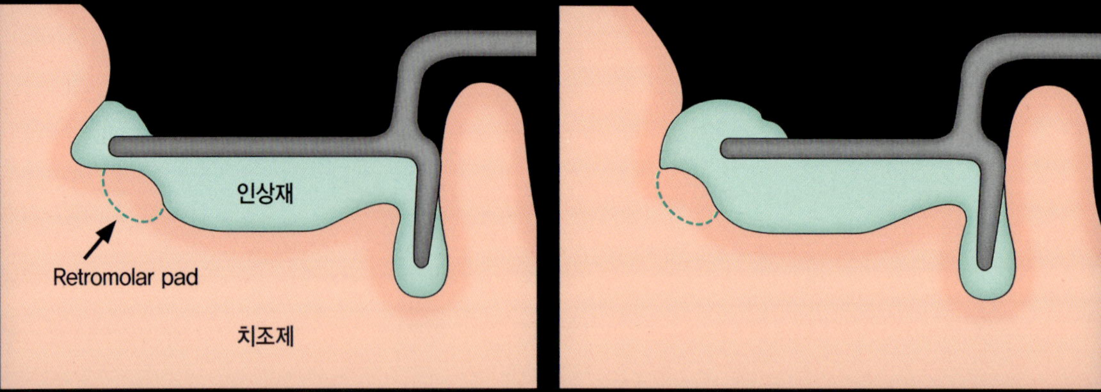

Retromolar pad 주위의 점막은 부드럽고 변형되기 쉽다.
Retromolar pad 위에 트레이가 있으면 트레이가 점막을 찌르지 않아도 트레이에 눌린 알지네이트 인상재로 인해 주위가 변형된다.
그러면 retromolar pad의 형태를 잘못 인식할 수 있다.

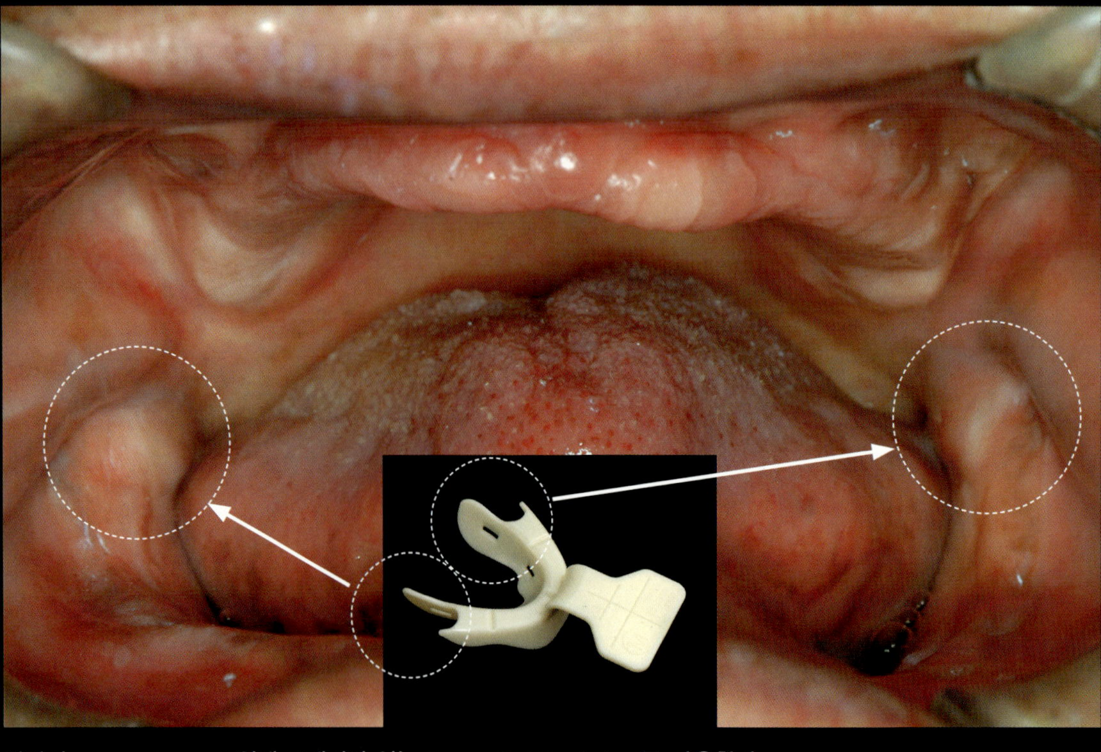

따라서 retromolar pad 위에 트레이가 없는 Frame Cut Back tray를 사용한다.

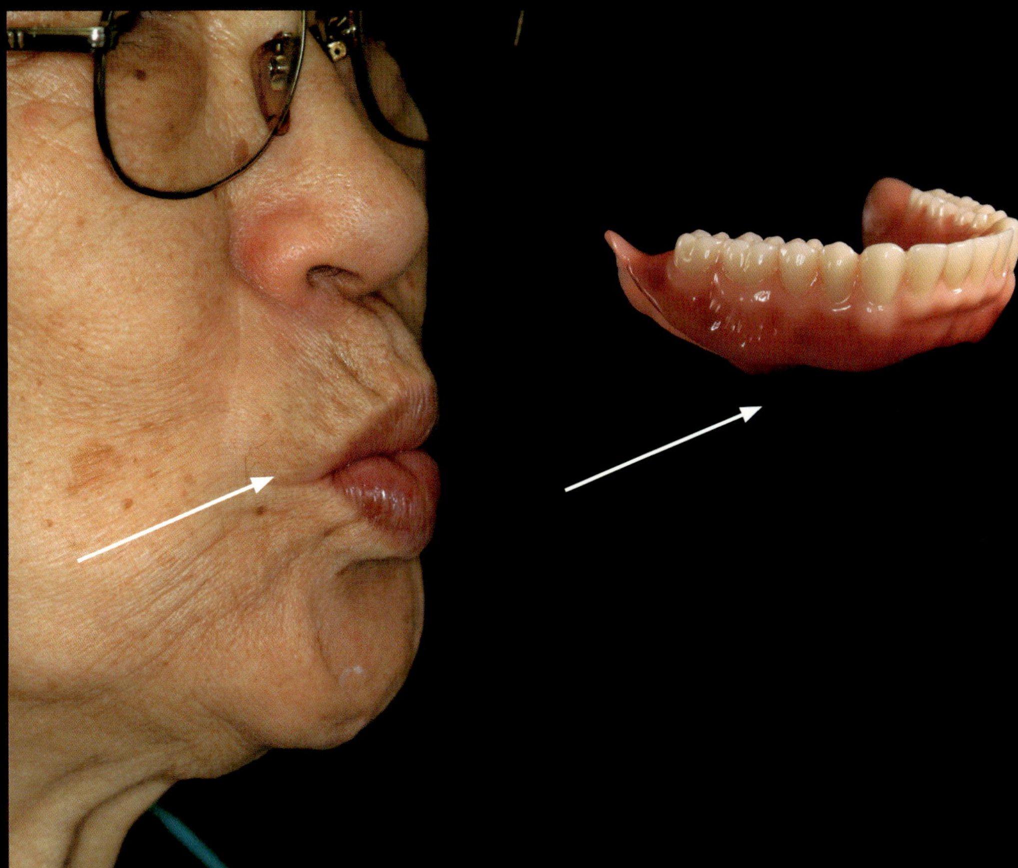

스냅 인상으로 의치상 변연을 완성하면 하악 안정위에서는 구강 내에서 움직이지 않고 방해가 되지 않아 좋다. 그러나 일상생활 중에 기능 운동(대화, 식사 등)을 할 때에 구강점막에 눌려 의치가 구강 내에서 움직일 가능성이 있다. 그래서 정밀 인상이 필요하다.

정밀 인상
목적

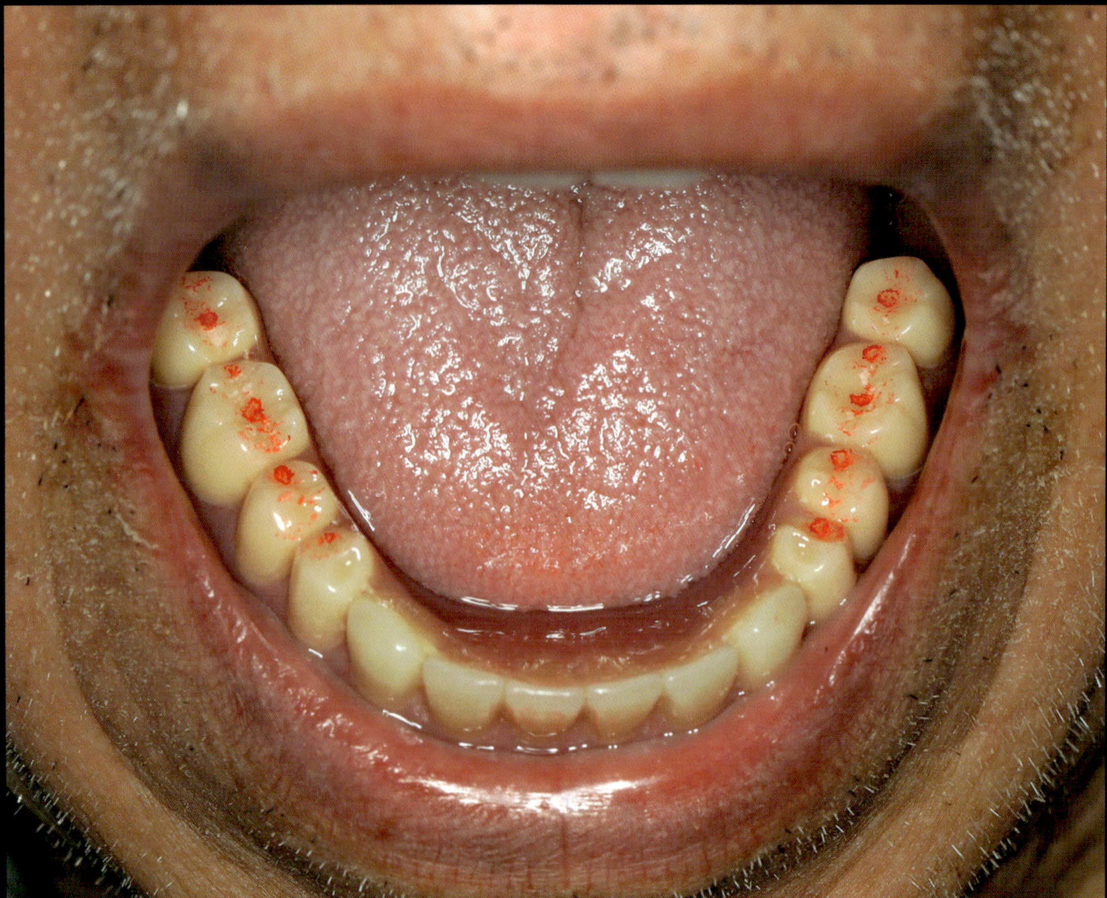

완성 의치가 들어가는 구강 내 공간을 찾는다

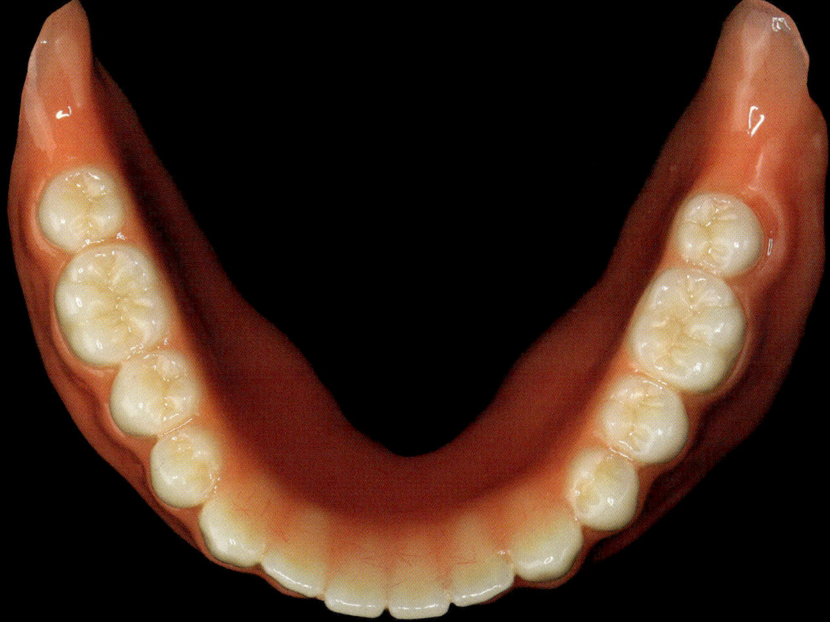

구강의 표면점막
- ❶ 저작점막(비가동점막)
- ❷ 피복점막(가동점막)
  - 기능 운동 중에
    - A 움직이는 가동점막
    - B 거의 움직이지 않는 가동점막

❶ 저작점막(비가동점막)과

❷ 피복점막(가동점막) 중에 기능 운동 시에

B 거의 움직이지 않는 가동점막

구강의 표면점막
- ❶ 저작점막(비가동점막)
- ❷ 피복점막(가동점막)
  - 기능 운동 중에
    - A 움직이는 가동점막
    - B 거의 움직이지 않는 가동점막
      - 알 수 있다
      - 알 수 없다

▶ 개인 트레이의 외형선

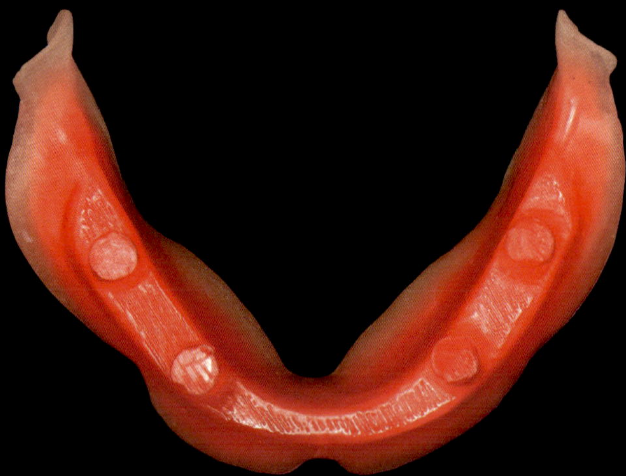

❶ 저작점막(비가동점막)과
❷ 피복점막(가동점막) 중에 기능 운동 시에
B 거의 움직이지 않는 가동점막 중에 거의 움직이지 않는다고 알고 있는 부분.

▶ 예비 인상 외형선과 개인 트레이 외형선의 간극

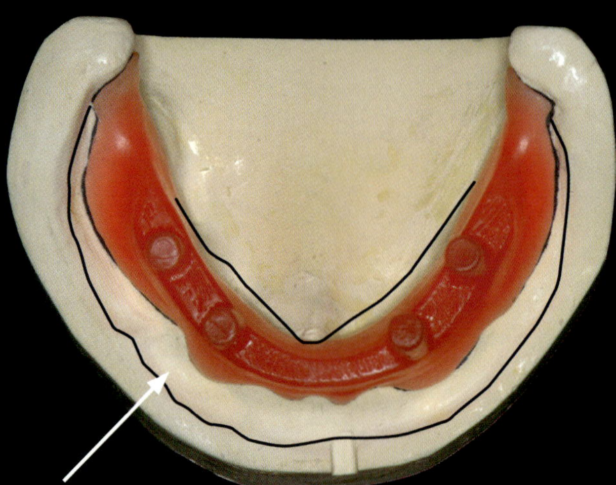

이 간극은 ❷ 피복점막(가동점막) 중에 기능 운동 시에 움직이는지 안 움직이는지 알 수 없는 곳. 환자의 구강 내에 인상재를 주입하고 기능 운동을 시켜 판단한다.

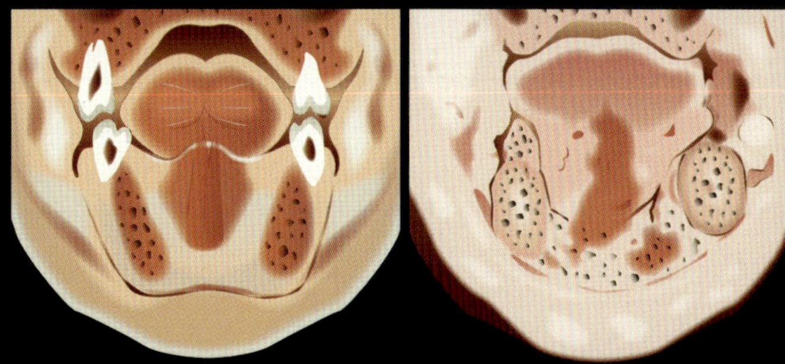

예비 인상
개인 트레이

치열이 없으면 혀와 협점막이 치조제 쪽으로 넘어가므로 유사 치열인 wax rim이 필요하다.

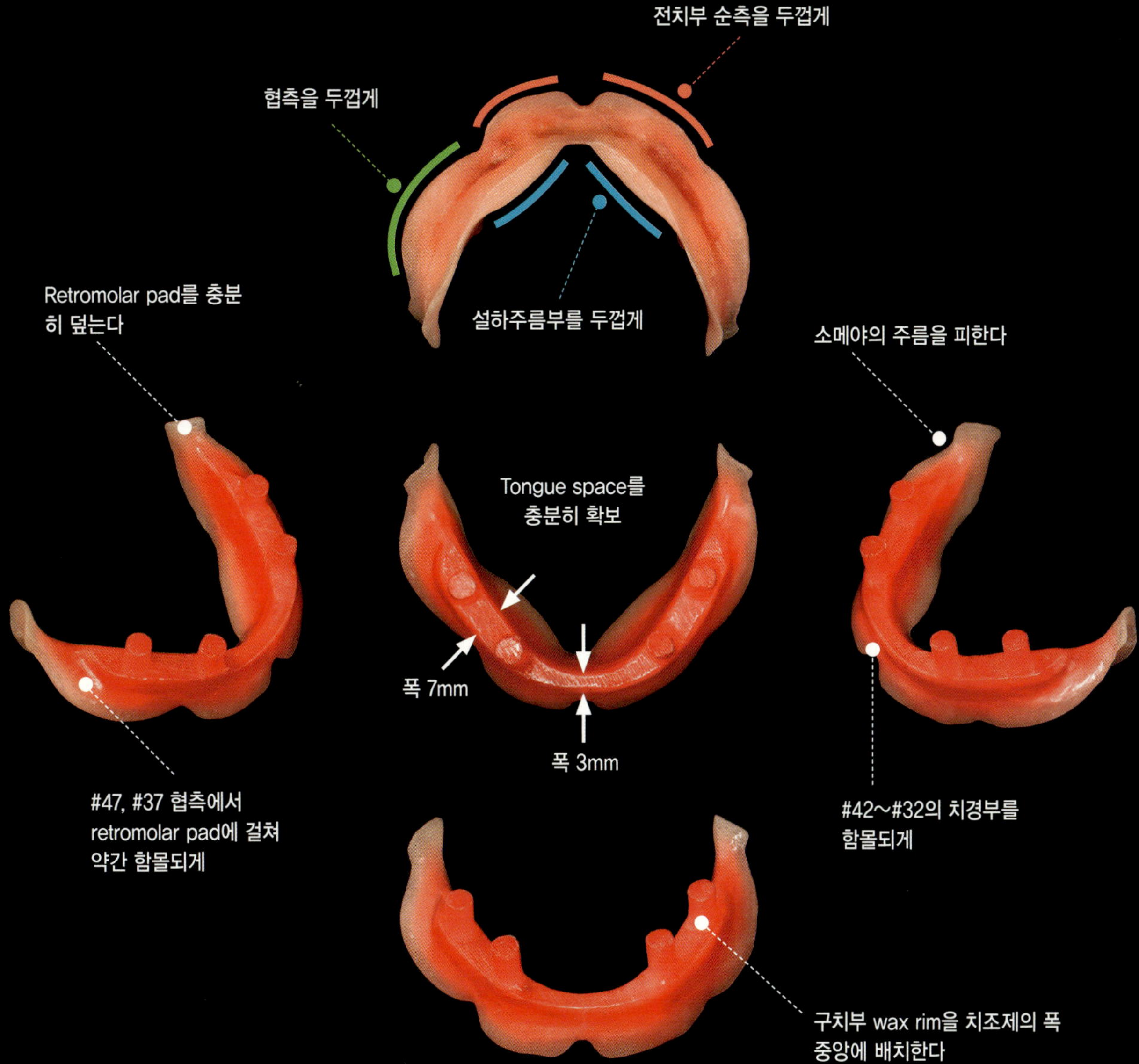

Wax rim에 부여한 4점의 돌기를 연화해 교합 채득한다. 그 후에 폐구 인상을 채득한다. 이 돌기는 통상의 고경보다 연화하는 양만큼 2mm 높게 만든다. 또한 흡착을 위한 장치를 해둔다.

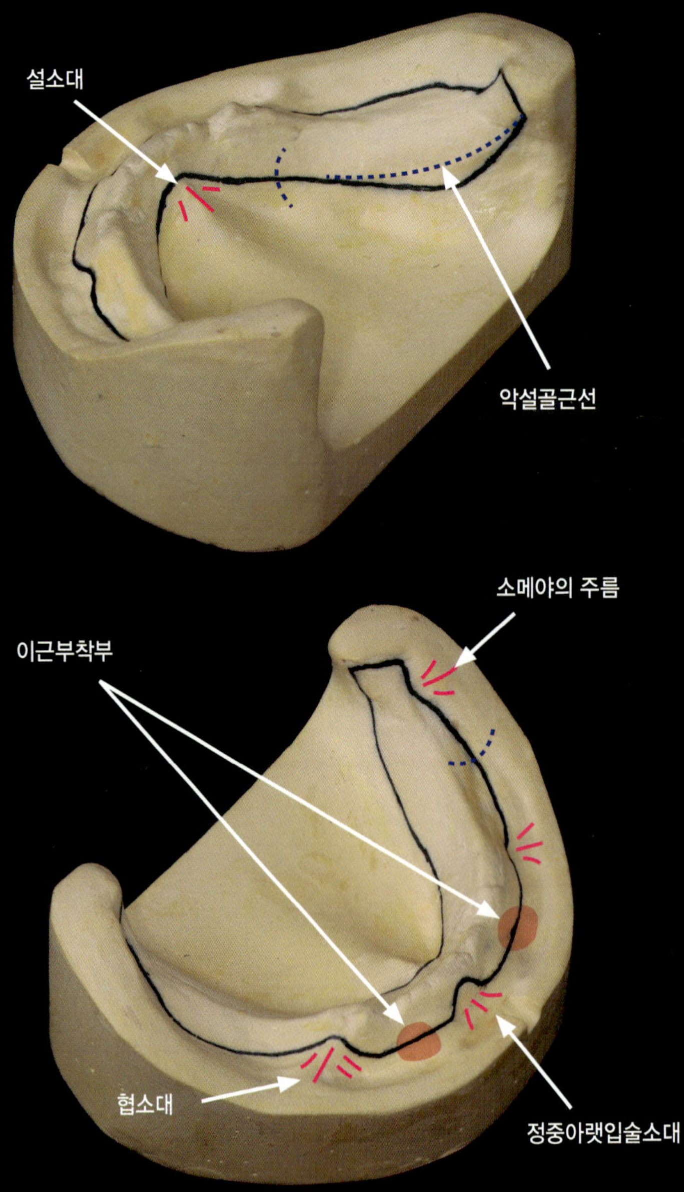

Wax rim이 있는 개인 트레이의 외형선.

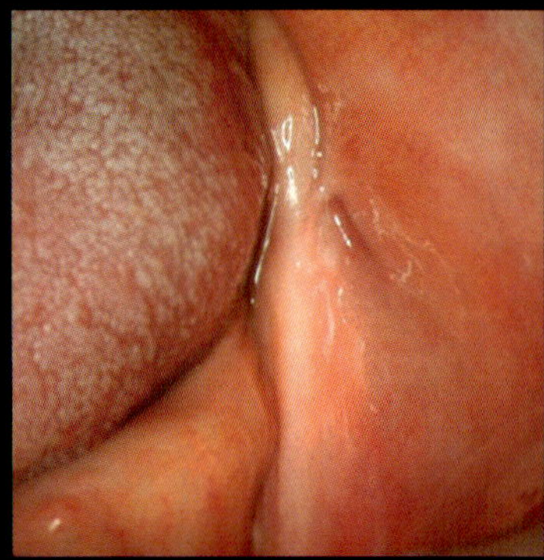

눈에 보이는 주름.

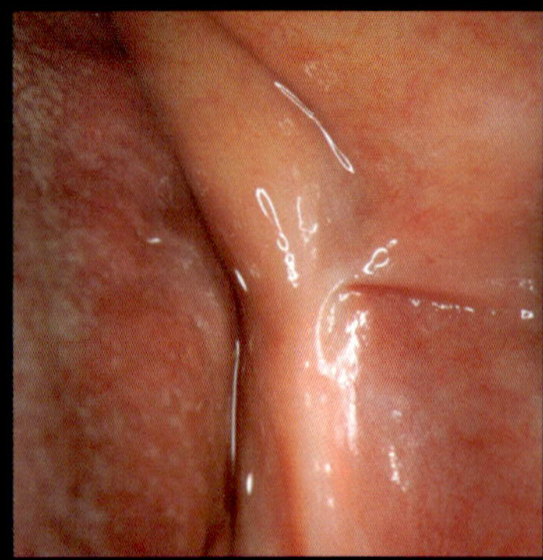

손가락으로 협점막을 펴주었을 때의 주름. 三宅宏之 선생(미야기현 개업) 제공

● 소메야의 주름

Retromoalr pad의 협측근에 존재하는 주름. 그냥 눈으로 보았을 때 발현율은 11%, 협점막을 거울이나 손가락으로 펴주었을 때 발현율은 27%.

주름이 약해 예비 인상 모형에 잘 나타나지 않으므로 보이지 않아도 개인 트레이의 해당 부위를 피한다.

협측 : 협소대 및 소메야의 주름을 피하고 치은협이행부 최하점.

순측 : 정중아랫입술소대를 피하고 치은협이행부에서 2mm 위. 이근 부착부가 보이면 relief한다.

악설골근선부 : 악설골근선을 2~3mm 지난다.

설측 전방 : 설소대를 피해 가장 볼록한 곳.

Retromolar pad : 전체를 덮는다.

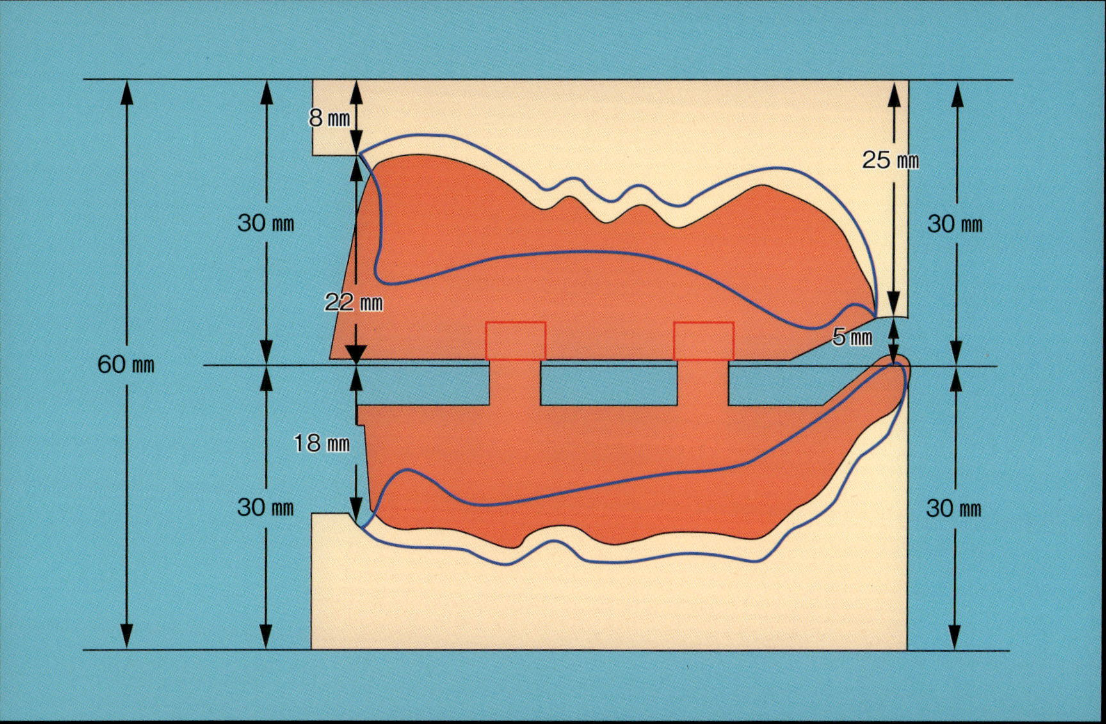

Wax rim이 있는 개인 트레이의 표준 값.

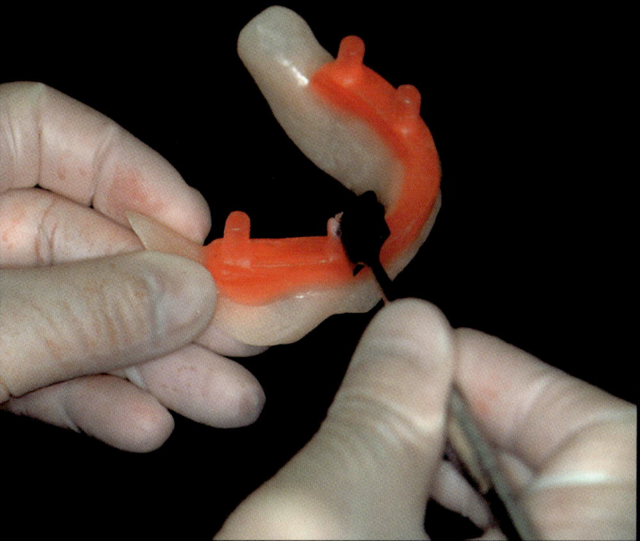

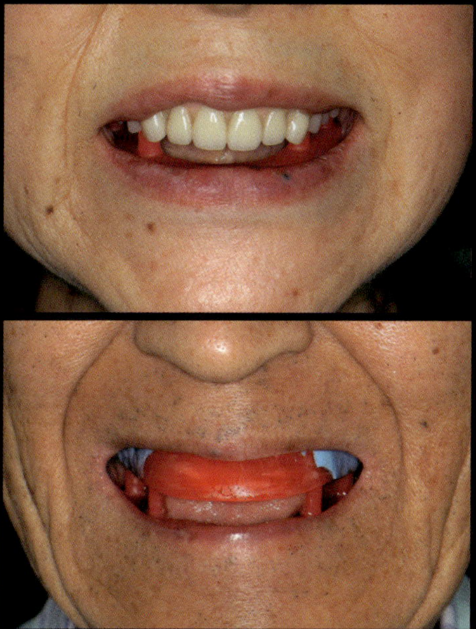

Wax rim에 부여한 4점의 돌기를 달군 스파출라로 연화해 임시 교합 채득한다.
대합은 기존의 상악 의치든 상악 wax rim이든 무방하다.

정밀 인상 술식

▶ 개요

1차 인상

분말과 액체 비를 조정해 탄력이 있고 단단한 tissue conditioner로 환자에게 1차 기능 운동을 지시한다.

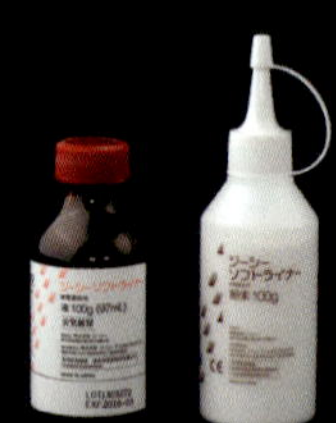

GC Soft Liner
분말과 액체 비 = 10 : 7

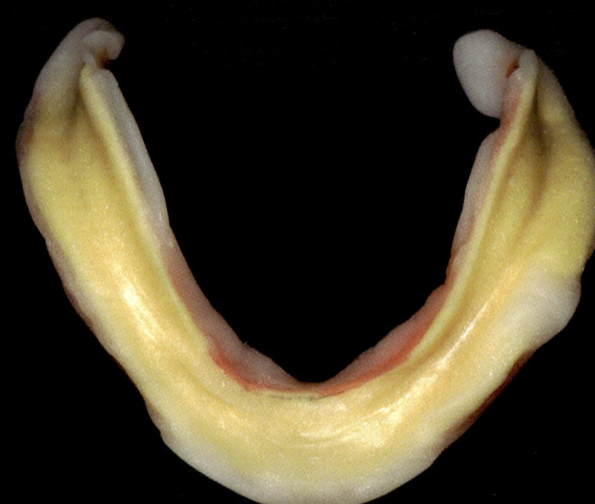

2차 인상

유동성이 높은 실리콘 인젝션 타입으로 2차 기능 운동을 시키면 변연 봉쇄가 가능한 인상체를 얻을 수 있다.

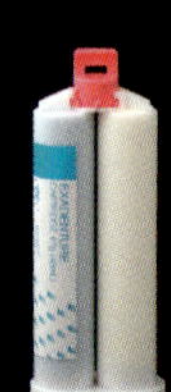

EXADENTURE(GC)

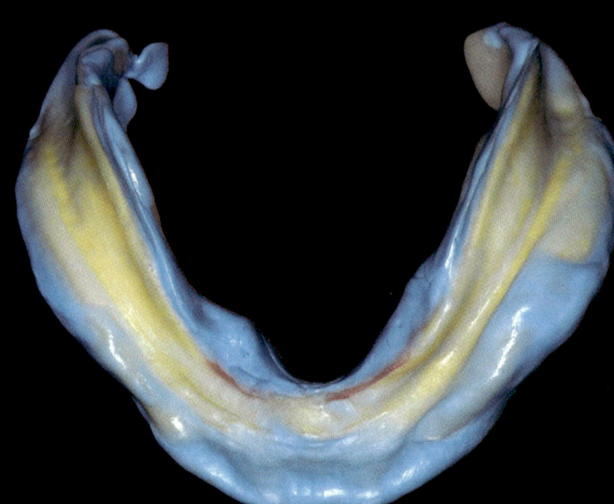

GC Soft Liner로 폐구 기능 인상을 채득한다.
분말과 액체 비율은 탄력을 높이기 위해 '10 : 7'로 한다.
GC Soft Liner를 약 30초간 연화한 후 개인 트레이에 축성하고 구강 내의 올바른 위치에 삽입한다.
GC Soft Liner는 탄력이 강해 사용하기 좋은 재료이다.

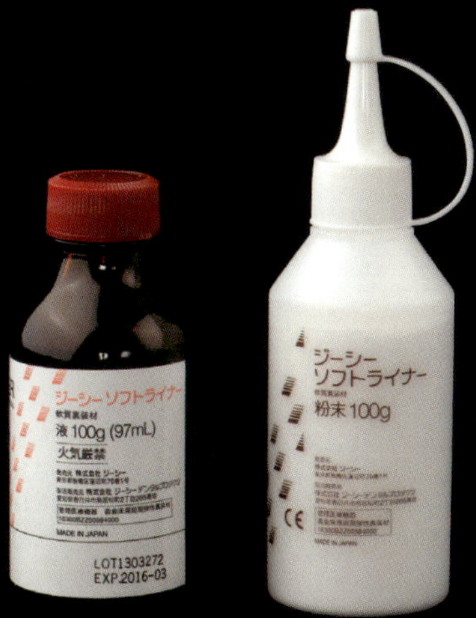

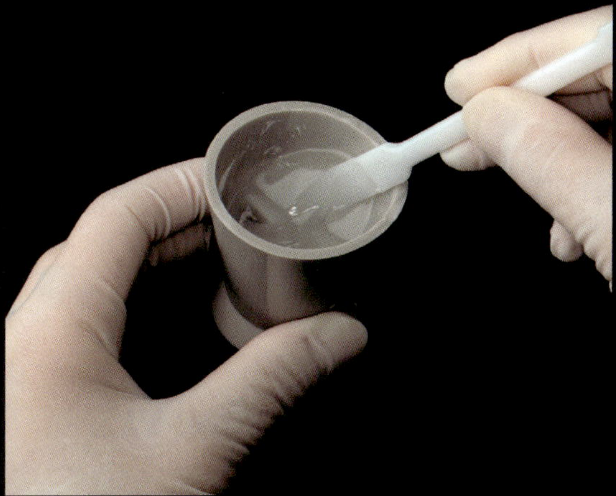

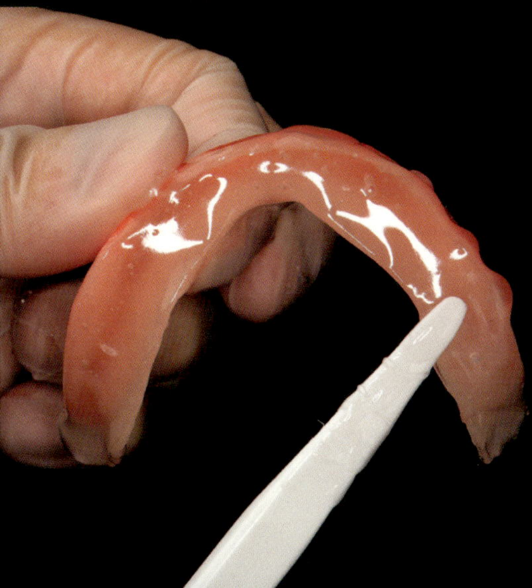

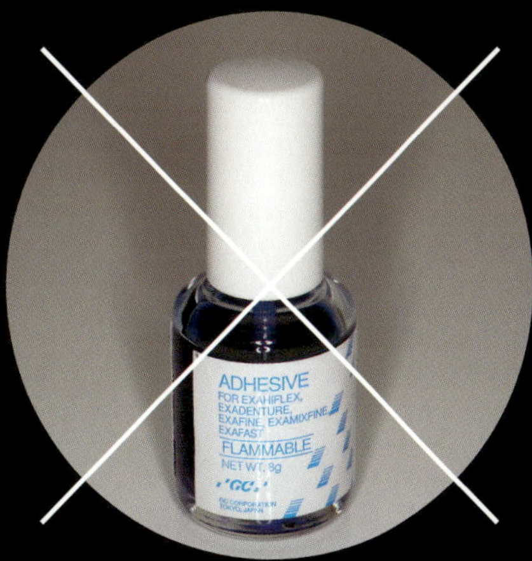

개인 트레이에 접착제는 필요 없다.

▶ 5가지 동작

이 5가지 동작으로 평소의 구강기능 운동을 재현해 폐구 기능 인상을 채득한다. '우', '이', '우', '이', '낼름', '굿', '꿀꺽'이다

5가지 동작을 1세트로 보고 2회 진행하고 경화를 기다린다.

윗입술을 핥을 때는 트레이가 뜨지 않도록 술자가 손가락으로 누른다.

혀로 손가락을 누르는 대신 하악 전치부 wax rim의 뒷면을 혀로 눌러도 된다.

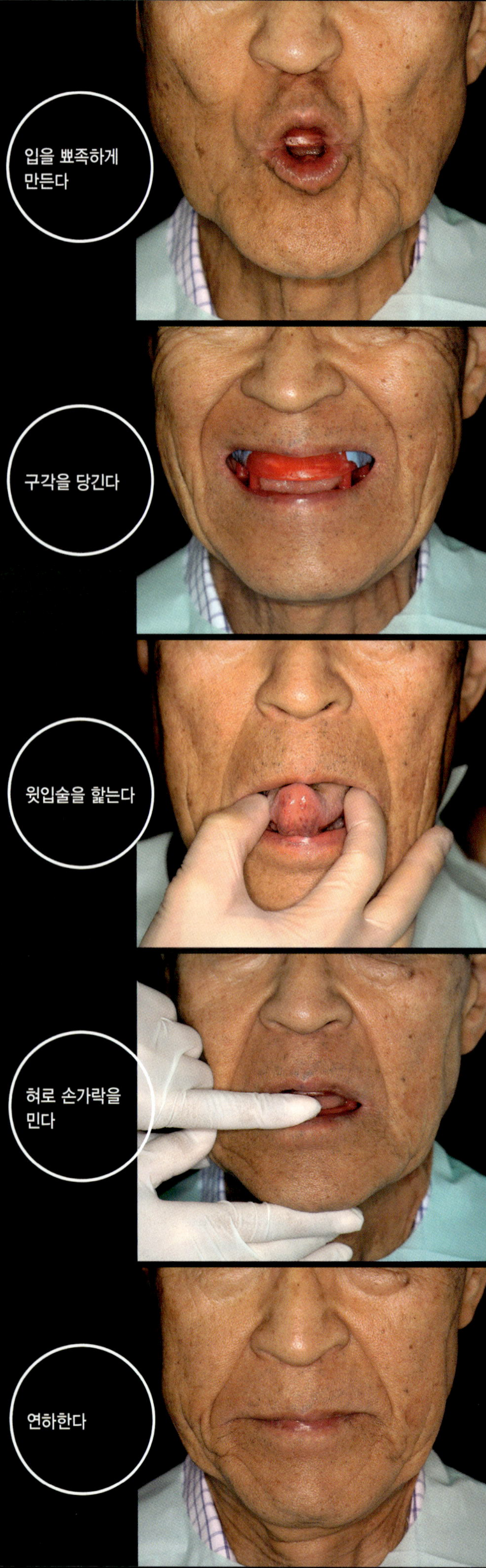

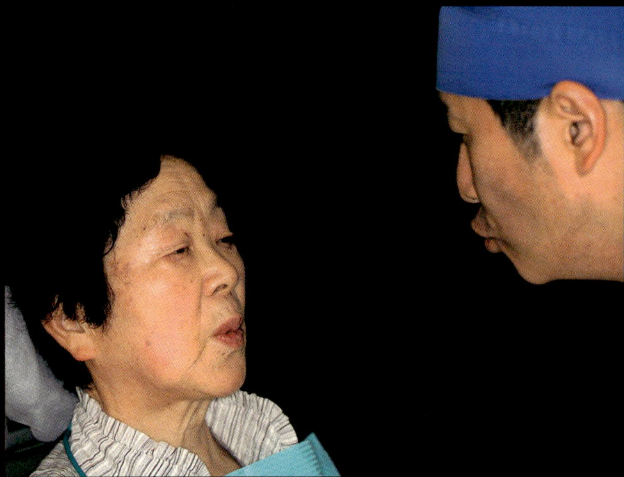

환자에게 5가지 동작을 지시할 때는 환자 정면에 서서 '응시하면서' 술자와 함께 시행하면 쉽다.
'응시하면서' 지도하면 한 번 연습하고 2회째에 바로 인상 채득이 가능하다.

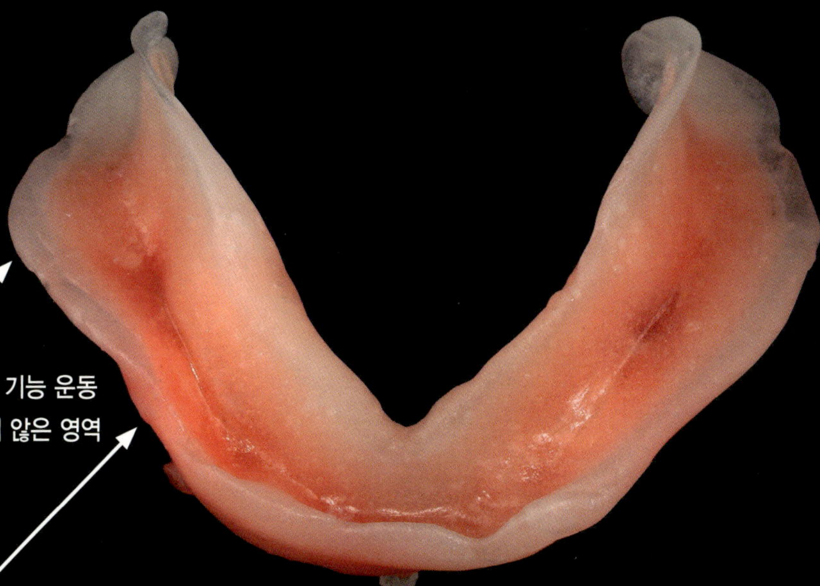

기능 운동 시에 움직이는 점막의 움직임을 배제하고 남은 형태이다.

▶ 2차 인상

EXADENTURE(GC)로 폐구 기능 인상을 다시 한 번 채득하고 wash impression한다.

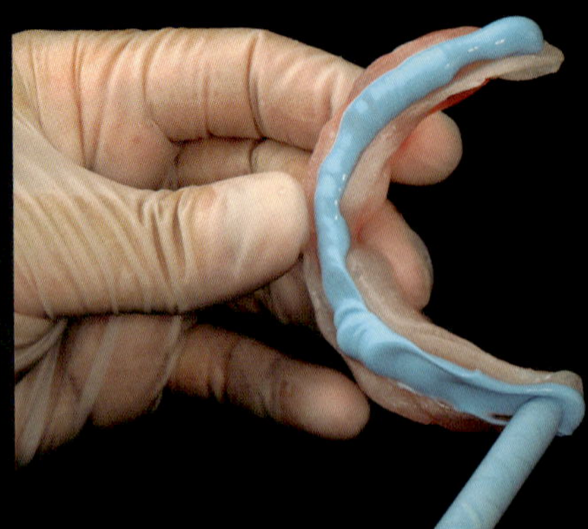

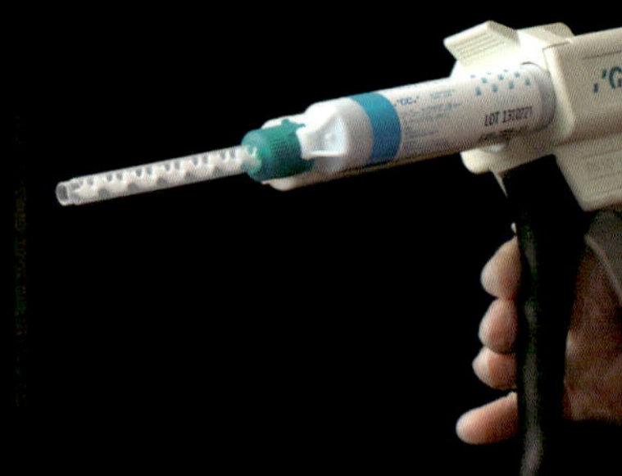

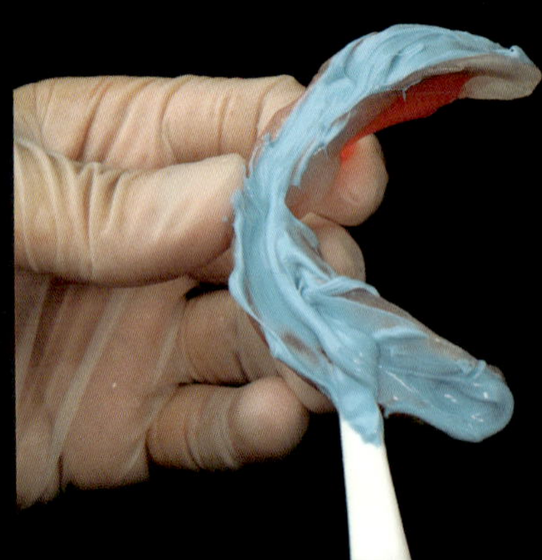

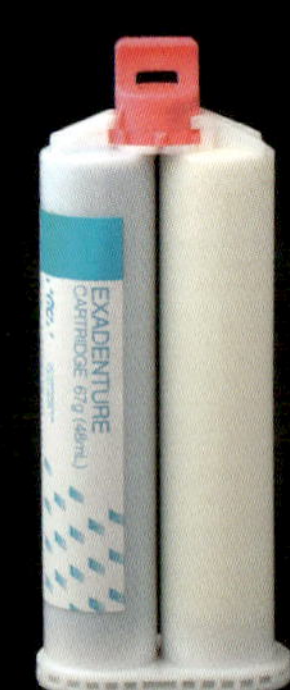

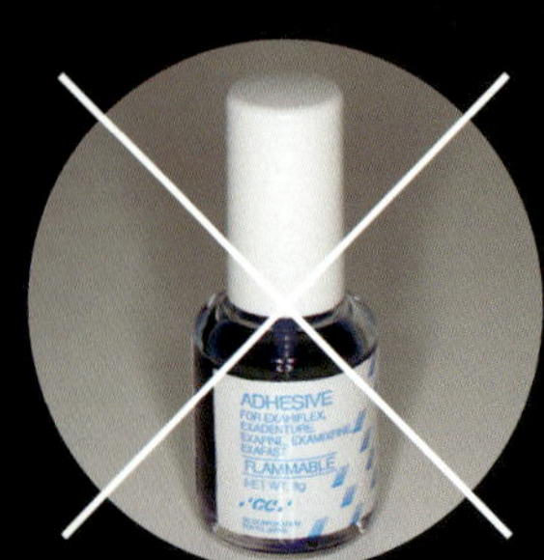

GC Soft Liner에 접착제는 필요 없다.

▶ 5가지 동작

이 5가지 동작으로 평소의 구강기능 운동을 재현해 폐구기능 인상을 채득한다. '우', '이', '우', '이', '낼름', '긋', '꿀꺽'이다

5가지 동작을 1세트로 보고 2세트 진행하고 규정 시간의 경화를 기다린다.

윗입술을 핥을 때는 트레이가 뜨지 않도록 술자가 손가락으로 누른다.

혀로 손가락을 누르는 대신 하악 전치부 wax rim의 뒷면을 혀로 눌러도 된다.

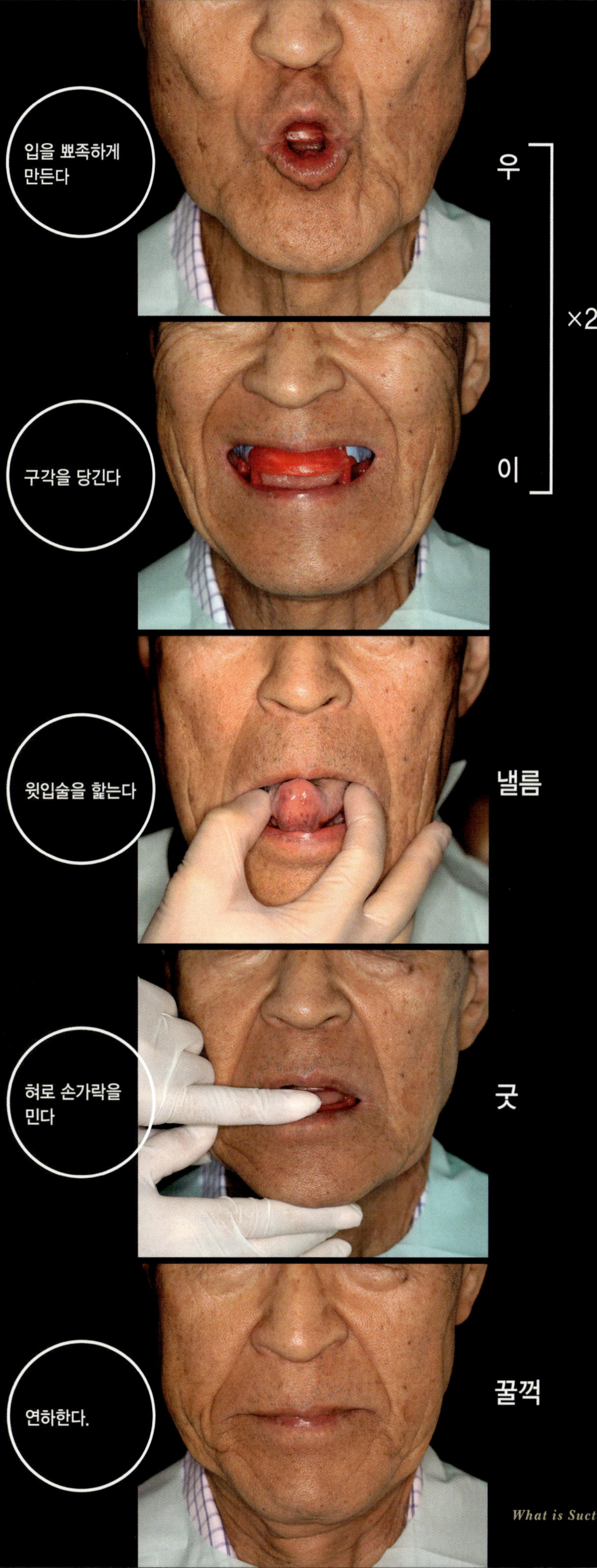

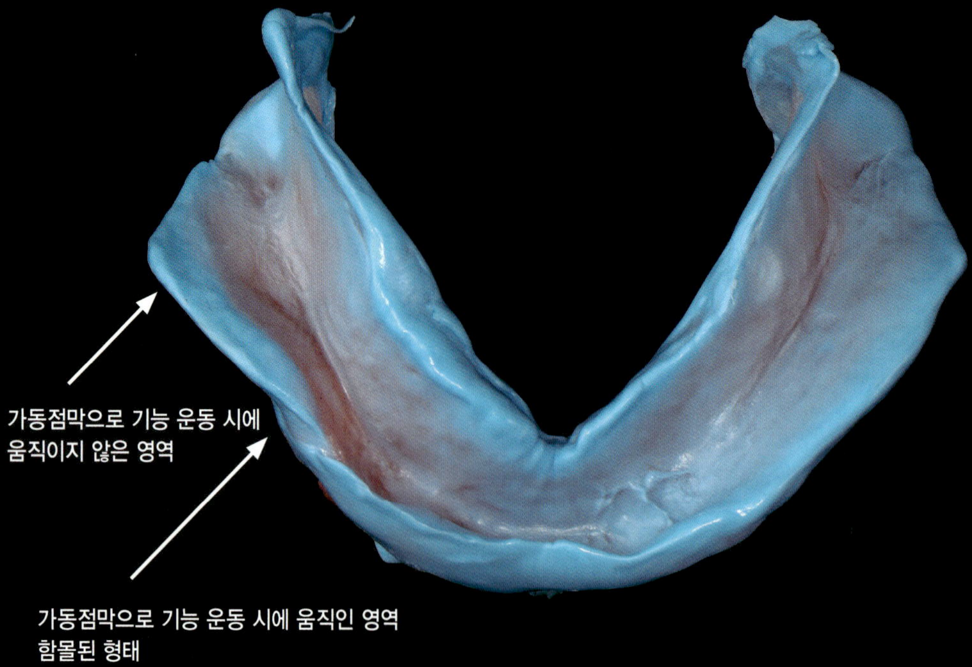

유동성이 높은 실리콘 인젝션 타입으로 기능 운동을 시키면 변연 봉쇄를 달성한 인상체를 얻을 수 있다.

그리고 아래의 3가지 목적을 달성한다.

① 표면이 활택해져 정밀도가 향상된다.

② 점막의 주름을 섬세하게 채득한다.

③ 1차 기능 인상재의 알코올 성분이 휘발하는 것을 억제하고 시간의 흐름에 따른 인상체의 변형을 억제한다.

그러나 변형을 억제할 수 없으므로 가능한 한 신속하게, 늦어도 30분 이내에 석고를 붓는다.

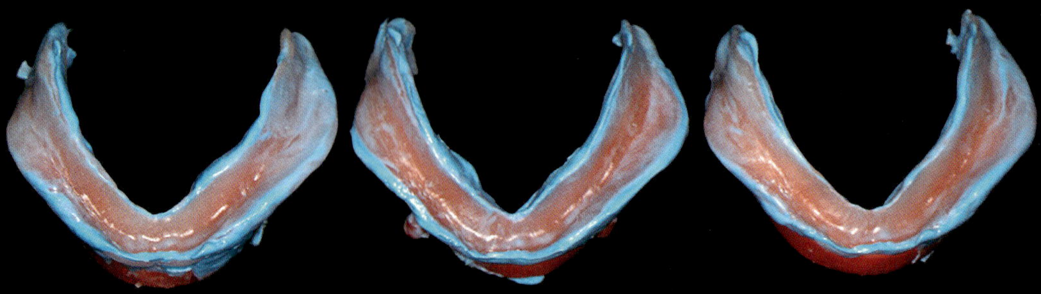

누가 몇 번을 인상 채득하든 거의 동일한 형태를 재현할 수 있다.

치과의사는 지시만 할뿐 실제로 인상의 형태를 만드는 사람은 환자이기 때문이다.

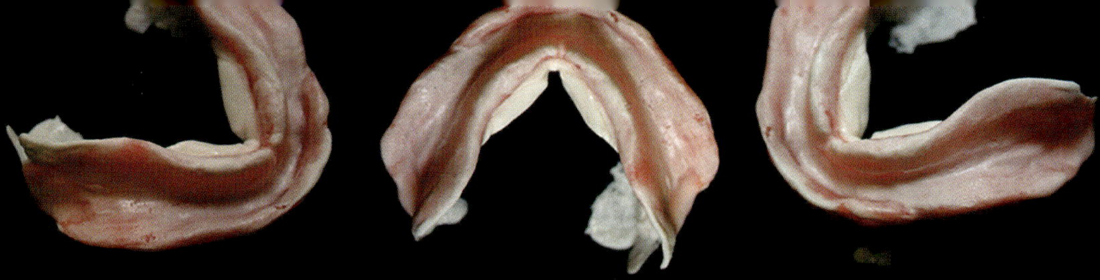

山崎史晃 선생(후지야마현 개업) 제공

5개의 동작을 할 때는 혀로 윗입술을 핥는 정도로 하고 크게 움직이지 않도록 주의한다.
'메롱'과 같이 혀를 전방으로 너무 많이 내밀면 혀뿐만 아니라 구강저점막이 전방으로 나와 그 곳의 인상이 짧아질 수 있다.
혀를 크게 움직인 상태로 인상을 채득하여 의치를 완성했지만 흡착을 달성하지 못했다.
다음에 Fit Checker를 도포하고 혀로 윗입술을 핥는 등 5개의 동작을 정확하게 진행했다.
설하주름부의 상연 형태가 크게 다른 것을 알 수 있다.

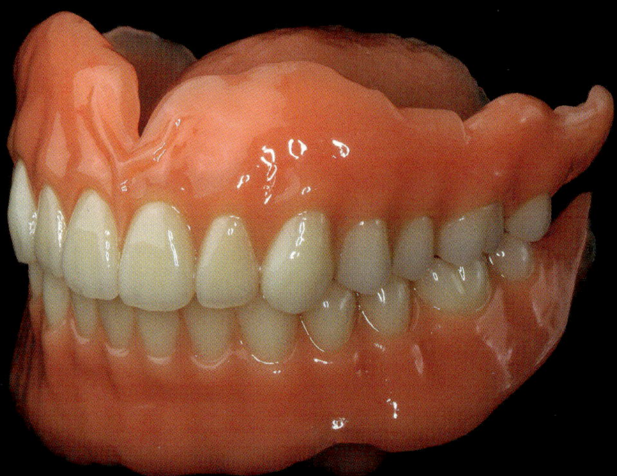

채득한 정밀 인상을 레진으로 교체하면 흡착하는 하악 총의치가 완성된다.

4

확인 항목

What is Suction Denture?

Important points to be checked

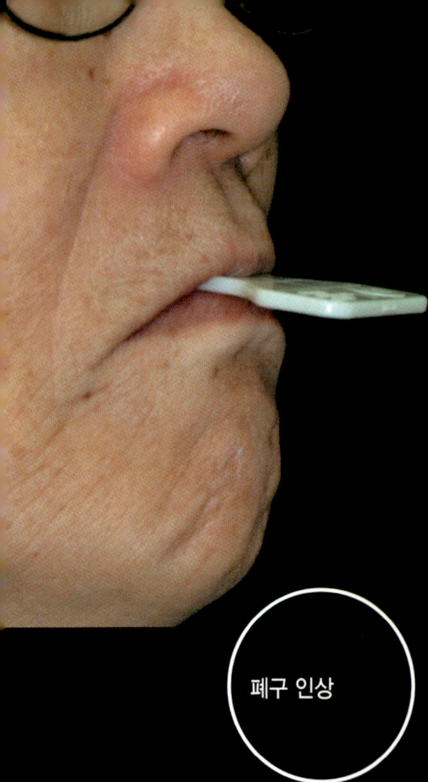

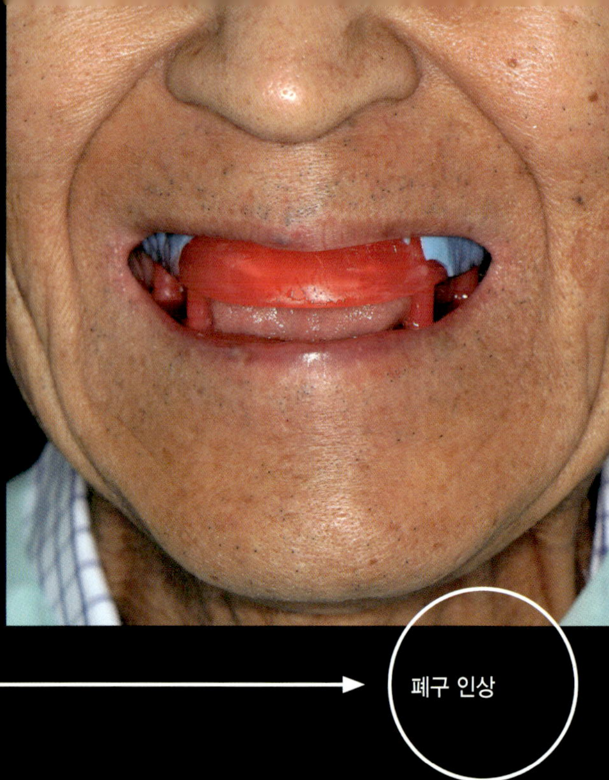

폐구 인상 → 폐구 인상

예비 인상, 정밀 인상 모두 폐구 인상을 채득하는 것이 성공의 핵심이다.
기존 방법과 개념이 다르므로 자기 방식대로 제작해서는 안 된다

흡착과 자세

흡착과 자세는 밀접한 관계가 있다.
따라서 무치악 환자를 수평에 가까운 자세로 흡착 검사를 하면
어렵게 얻은 흡착을 확인할 수 없다. 올바른 자세에서 확인하도록 명심하자.

평소 머리 위치~식사 시 머리 위치

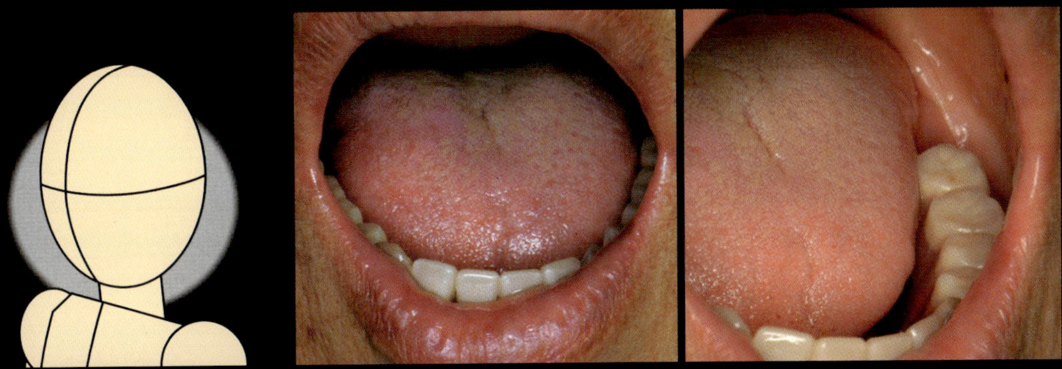

위를 보는 머리 위치

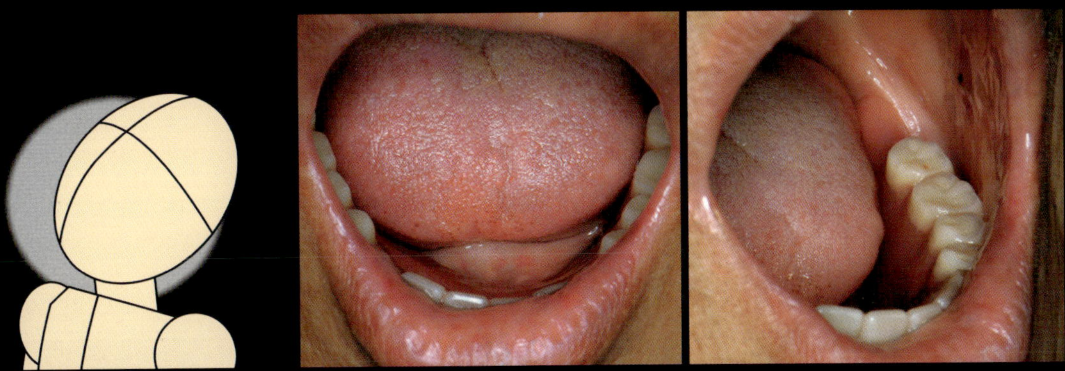

위를 향할수록 혀는 후퇴하고 retromolar pad상의 혀와 협점막이 열린다.
그러면 변연 봉쇄가 어려워지고 흡착을 달성하기 어렵다.
흡착이 가장 필요한 저작 시와 대화 시에 취하게 되는 자연스러운 머리 위치보다 약간 고개를 숙인 상태에서 흡착이 가능하다면 충분하다고 생각된다.

4

Retromolar pad의 형태와 역학적 기능

①~⑫의 순서대로 retromolar pad의 흡수가 진행된다.

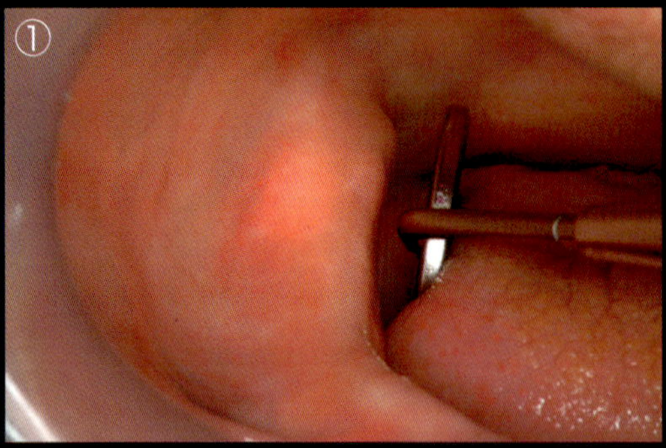

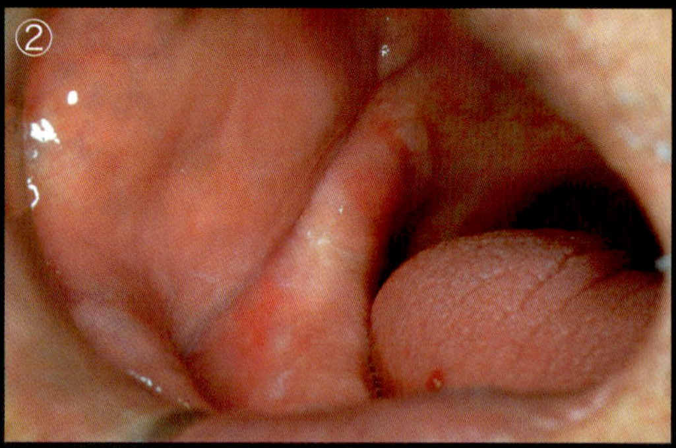

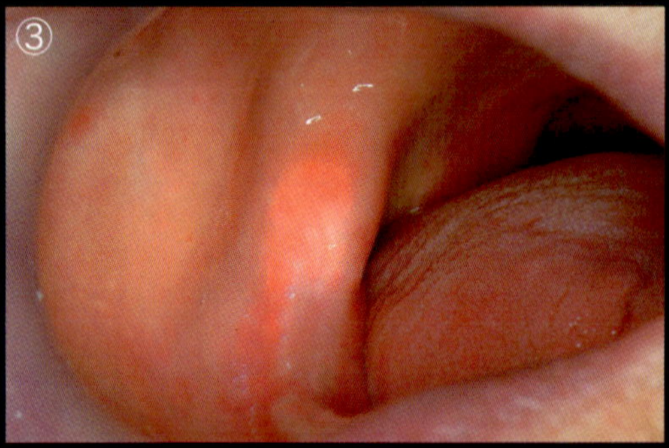

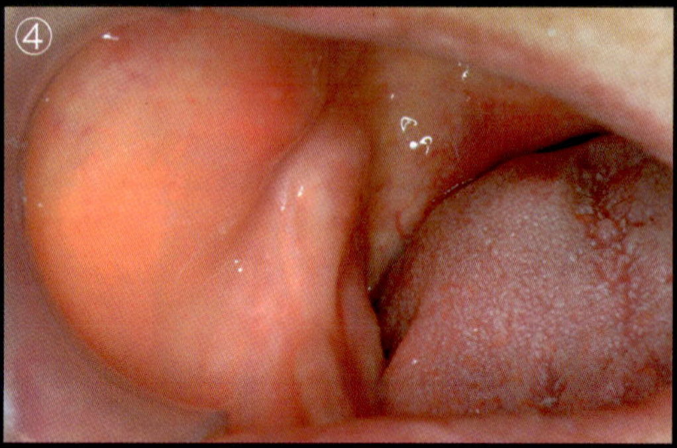

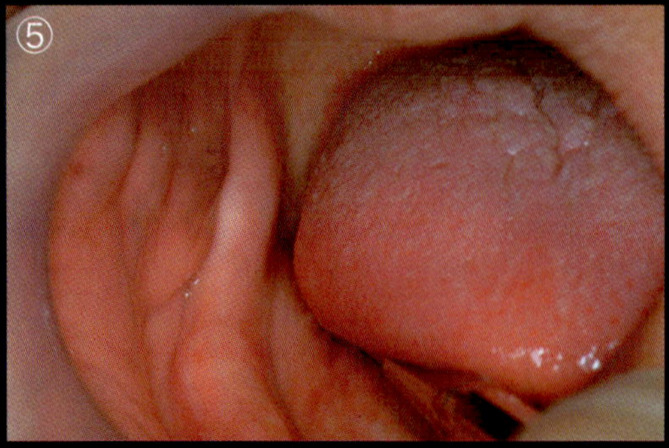

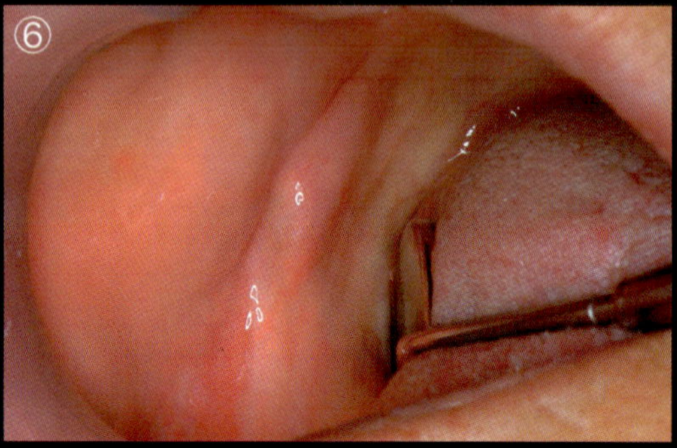

Retromolar pad의 흡수가 적은 증례에서는 익돌하악 주름까지 치조제가 이어진 것처럼 보인다.

Retromolar pad의 역학적 역할은 다음과 같다.
1. 의치가 전방으로 미끄러지는 것을 억제한다
2. 의치가 후방으로 이동하는 것에 저항한다
그러나 전방의 단단한 retromolar pad가 흡수되어 버리면 전혀 역할을 하지 못하고 의치가 불안정해지는 요인이 된다.

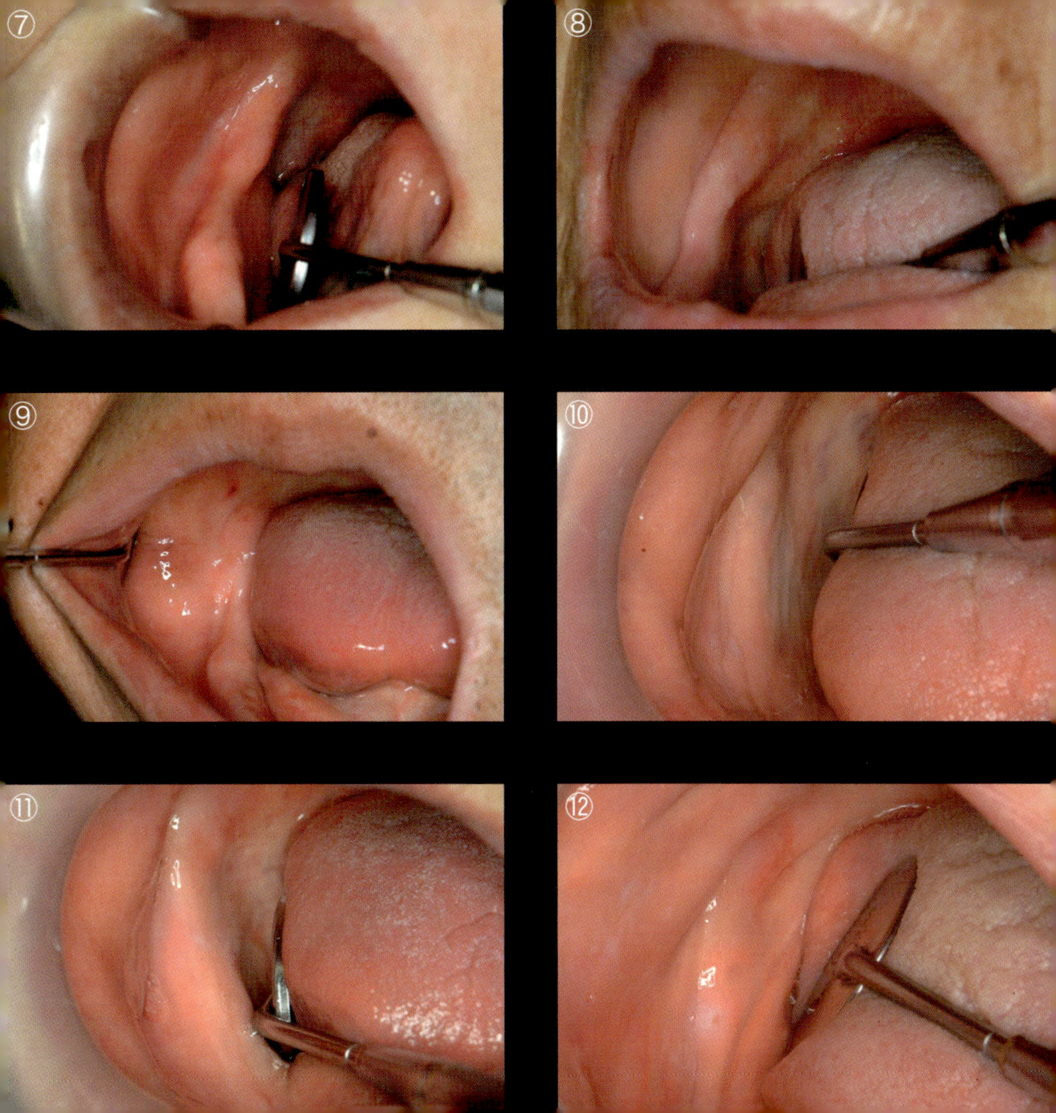
⑦
⑧
⑨
⑩
⑪
⑫

1

설하주름 주변부의 형태와 봉쇄 기능

설하주름 주변부의 의치상 봉쇄에 유리한 형태에서 불리한 형태까지 ①~⑫에 열거한다.

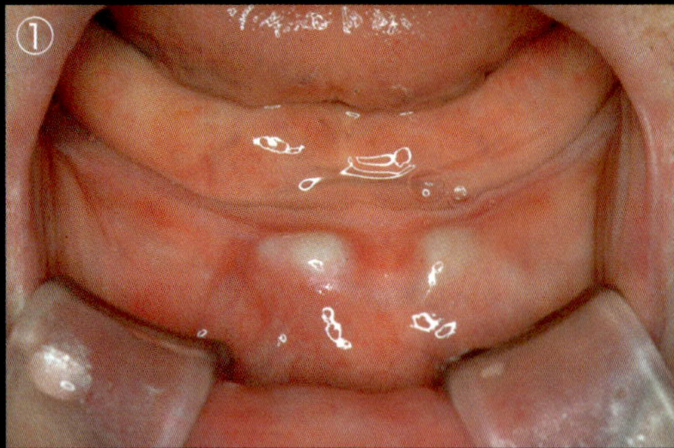

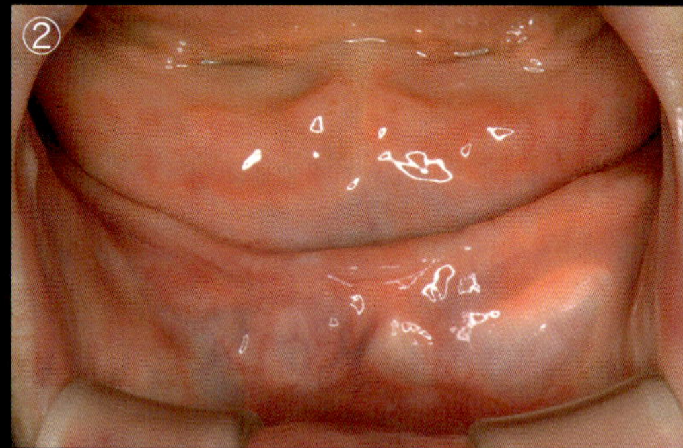

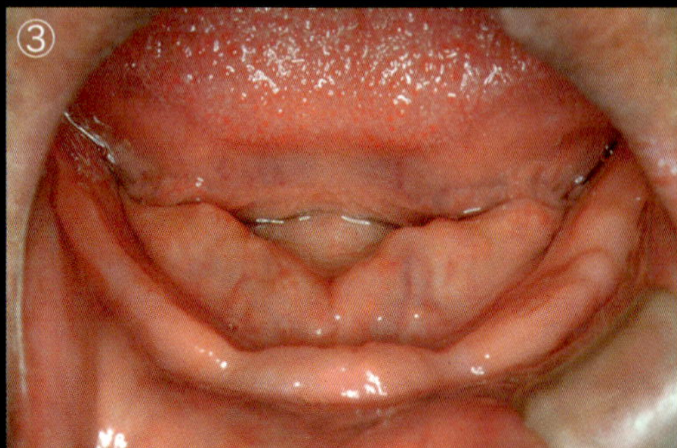

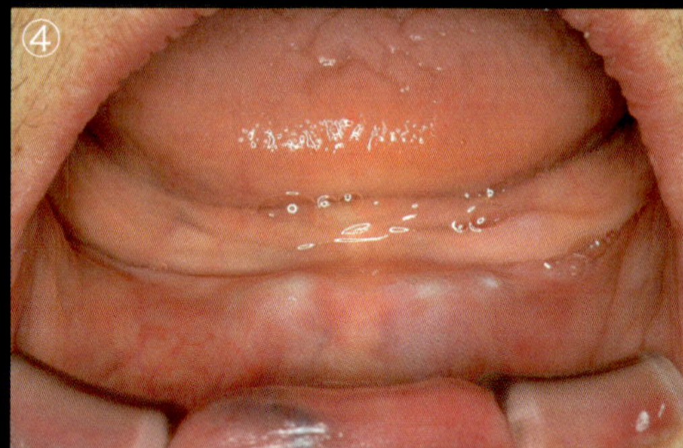

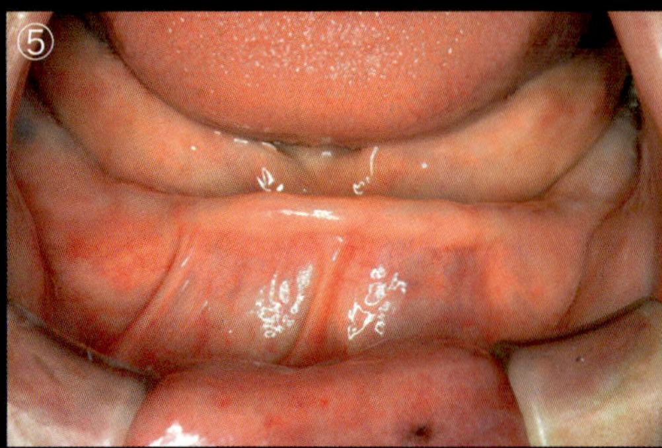

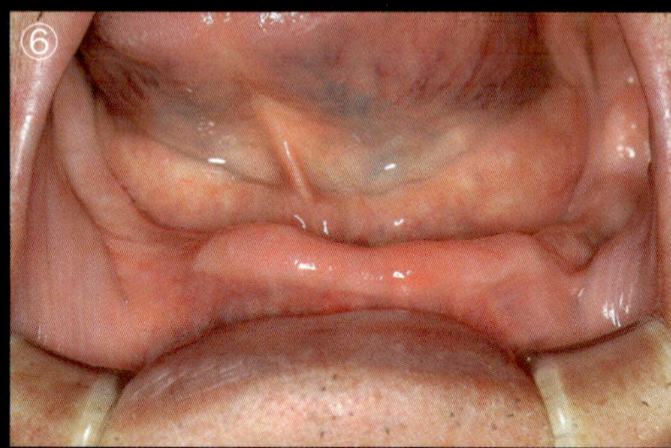

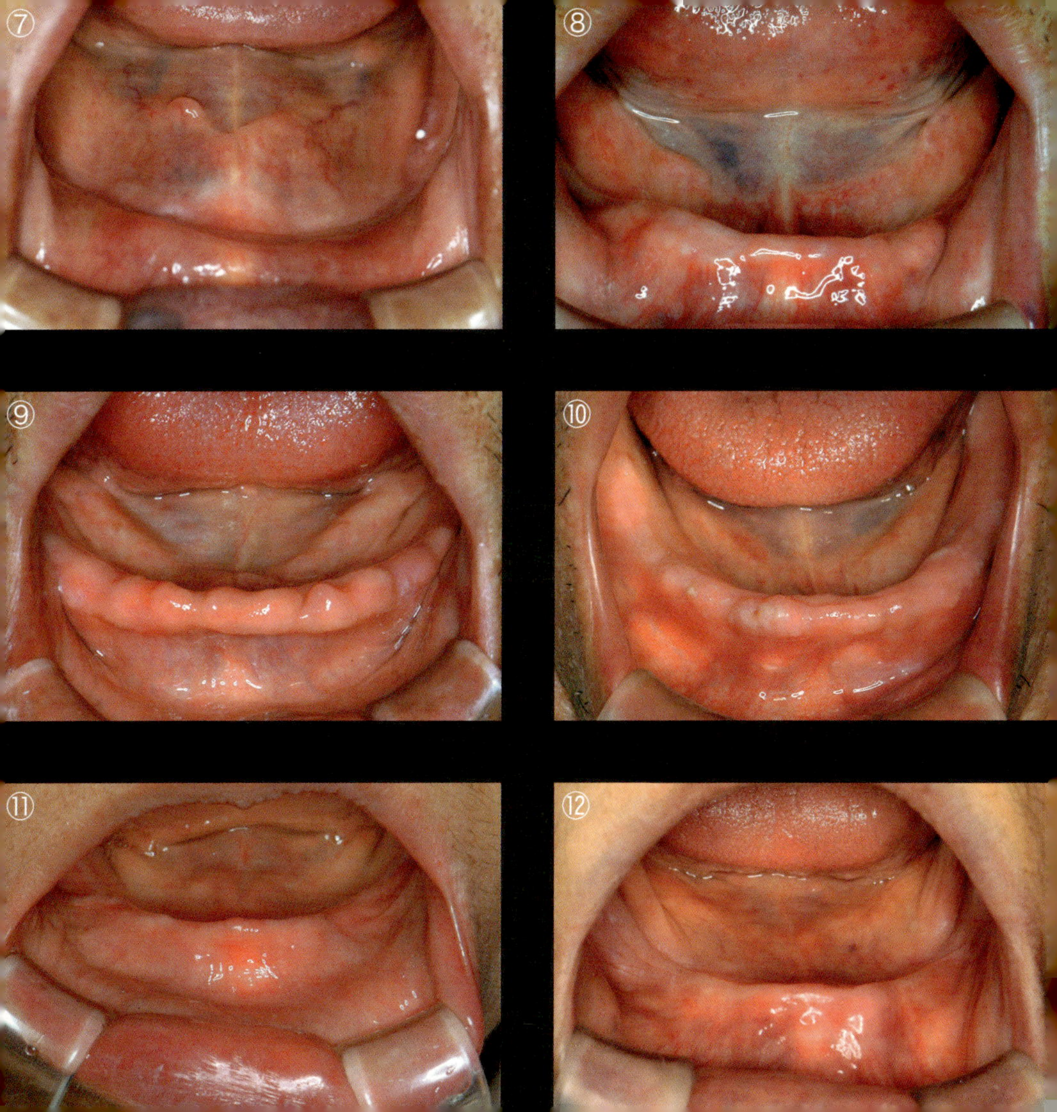
⑦
⑧
⑨
⑩
⑪
⑫

4 석고 주입법

인상을 정확하게 채득해도 석고를 잘못 주입하면 정밀도가 떨어진다.
석고의 올바른 주입법을 확인한다. 정밀 인상의 박싱은 반드시 필요하다.
이번에 소개하는 방법은 1~2분이면 박싱이 가능하다.

▶ 예비 인상에 주입하는 법

인상체는 알지네이트 덩어리이므로 석고 무게로 변형이 일어날 수 있다.
이것을 방지하기 위해 2회로 나눠 석고를 주입한다.

① 변연을 덮을 정도로 소량, 얇게 석고를 바른다.
② 경화 후 석고를 추가하고 석고의 무게가 인상체에 가해지지 않도록 점막면을 아래로 하여 다시 경화시킨다.

1차

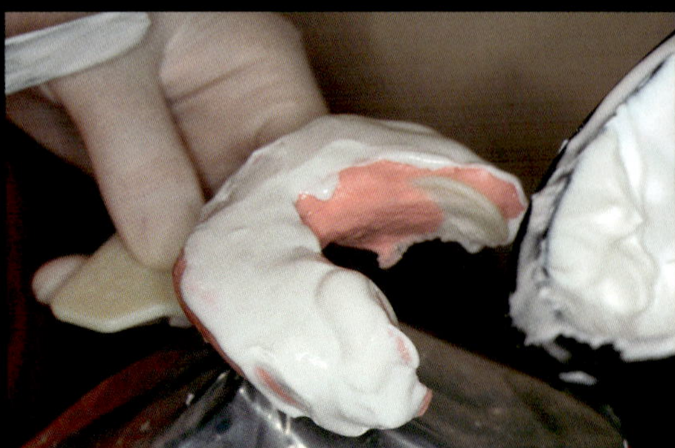

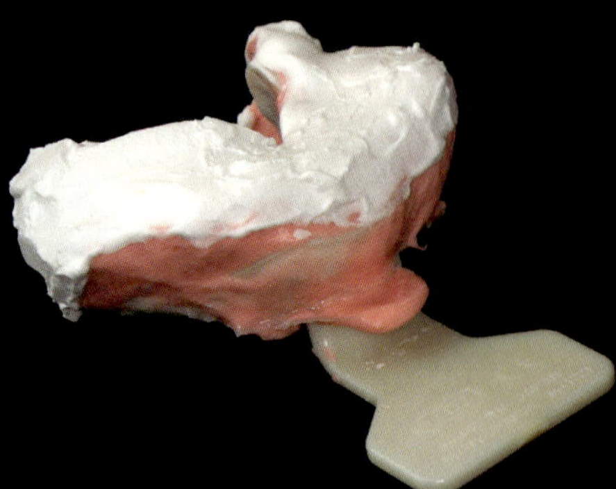

2차

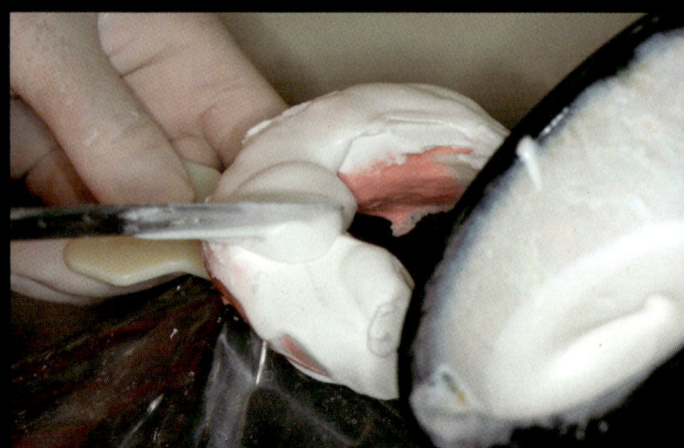

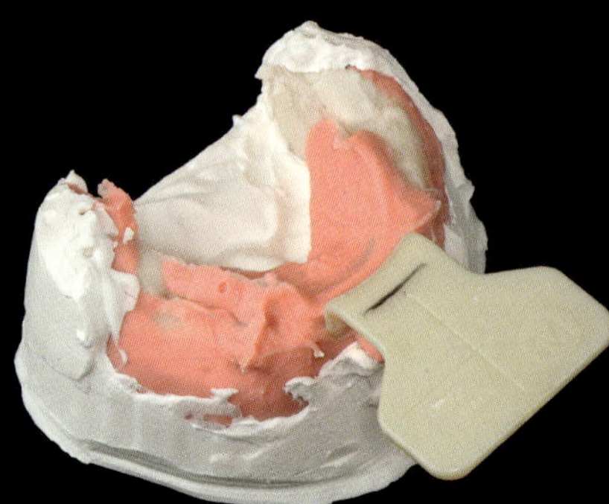

▶ 정밀 인상에 주입하는 법

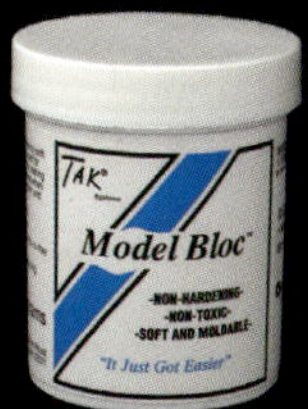

Model Bloc
(TAK Systems)

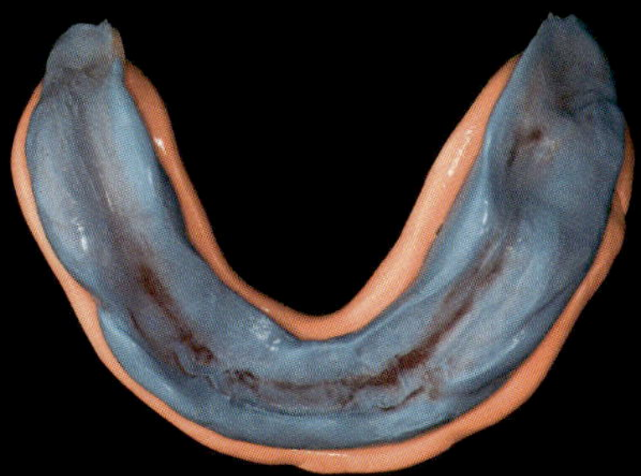

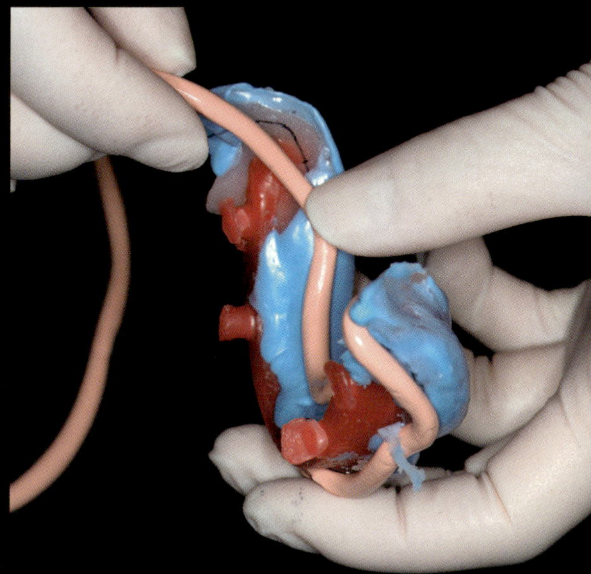

먼저 박싱한다. Model Bloc을 띠처럼 만들어 인상체 변연에서 5mm 떨어뜨려 붙인다. 접착제는 필요 없다. 재사용도 가능하다.
미리 매직으로 이 재료를 붙일 부위를 표시해도 좋다.

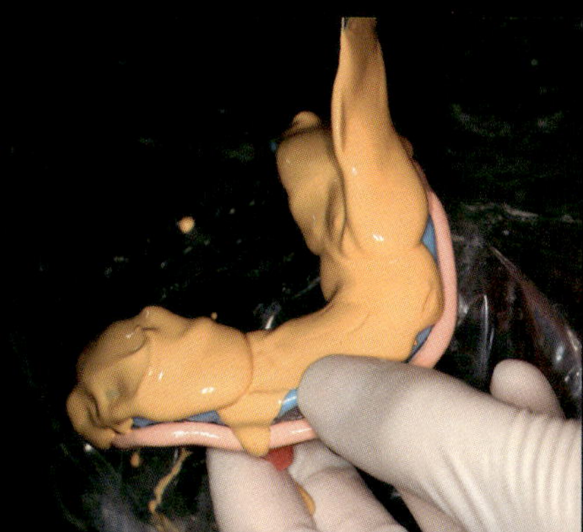

이번에는 석고를 주입한다.
인상체에 석고의 무게가 가해져 변형되지 않도록 점막면을 아래를 향하게 하여 경화시킨다.

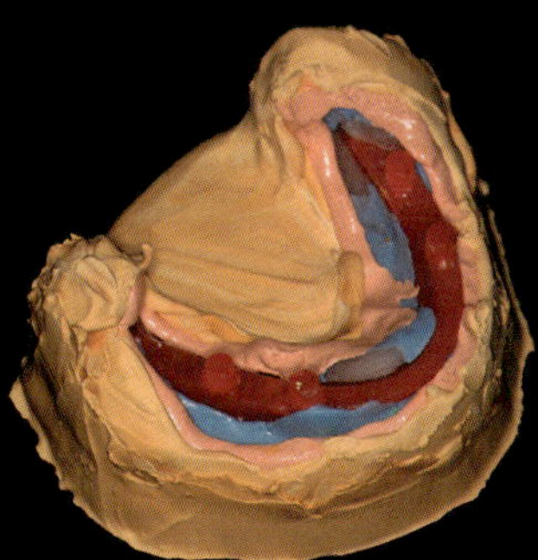

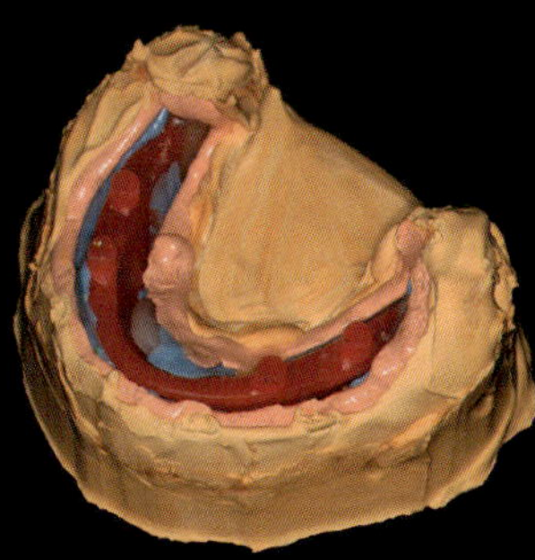

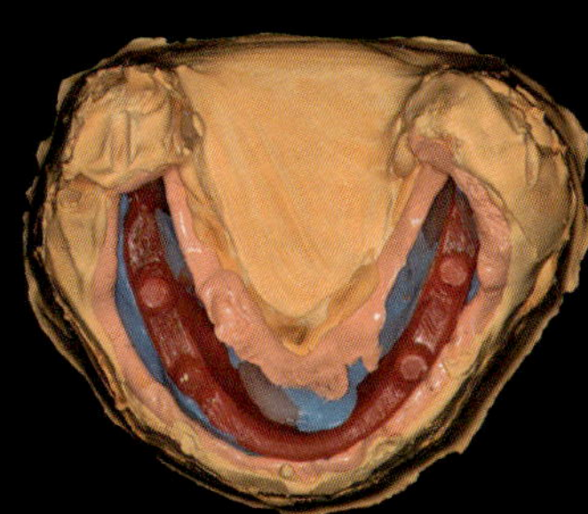

5

흡착 하악 총의치 상 형태의 특징

What is Suction Denture?

Features in the border form of suction-effective mandibular complete dentures

Features in the border form of suction-effective mandibular complete dentures

5

흡착 하악 총의치 상 형태의 특징

정밀 인상 점막면을 그대로 레진으로 교체하면 흡착 하악 총의치의 상 형태가 완성된다.
이 형태는 무치악 환자의 근육의 기능 운동을 통해 구강점막이 움직여 만들어진 형태이다.
또한 상 연마면의 형태도 중요하므로 확인이 필요하다.

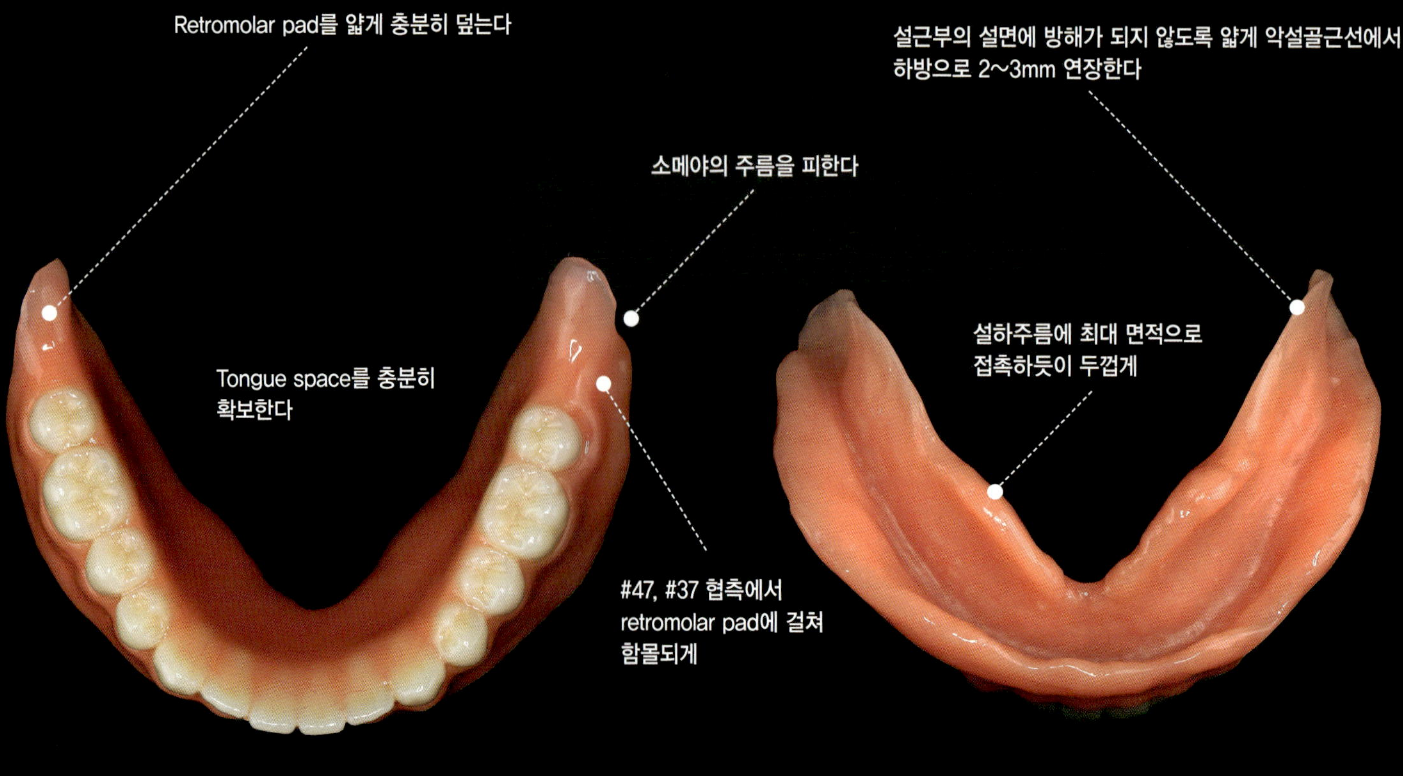

순측 협측에 비해 설하주름부의 봉쇄 면적이 좁다. 따라서 의치를 완성할 때에 이 부위를 지나치게 많이 연마해 좁아지게 되면 봉쇄가 불완전해진다. 이것은 흡착 하악 총의치를 제작할 때 흔히 볼 수 있는 기공상의 실수이다. 가능한 한 변형시키지 않도록 신중하게 연마한다. 모든 변연도 마찬가지지만, 특히 이곳에 주의한다.

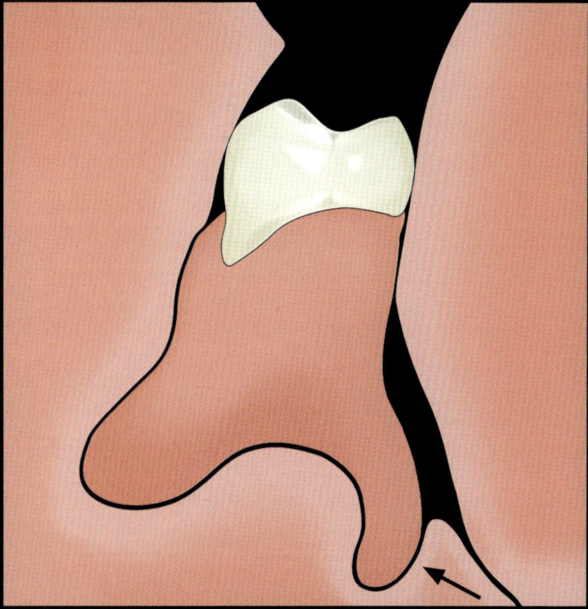

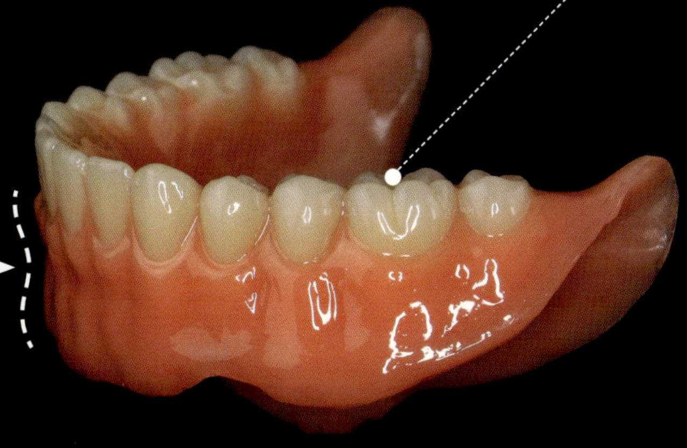

소메야의 주름은 개인 트레이에서 피하면 완성 의치에서 조정이 필요 없다.

6

변연 봉쇄 누설부를 찾는 방법과 대책

What is Suction Denture?

How to find and manage border area of incomplete border seal

6 변연 봉쇄 누설부를 찾는 방법과 대책

흡착 인상법으로 인상 채득하고 의치상 형태를 정확하게 제작했는데도 흡착이 안 되는 증례가 있다.
변연 누설부를 찾아 원인을 확인하고 대처하는 방법을 소개한다.

변연 봉쇄 누설부를 찾는 방법

누르기

당기기

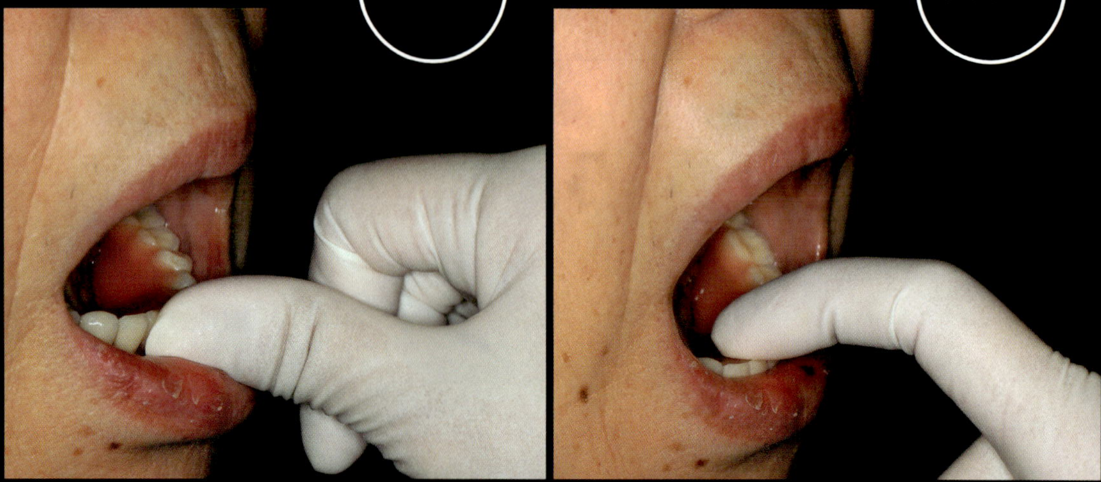

하악 전치 인공치를 누르고 당겨 변연 누설부의 유무를 판단하고 누설 부위를 찾는다.

▶ 이상적인 증례

○ 누르기 ○ 당기기

변연 누설부가 없으면 누르거나 당겨도 의치가 빠지지 않는다.

▶ 누설 증례

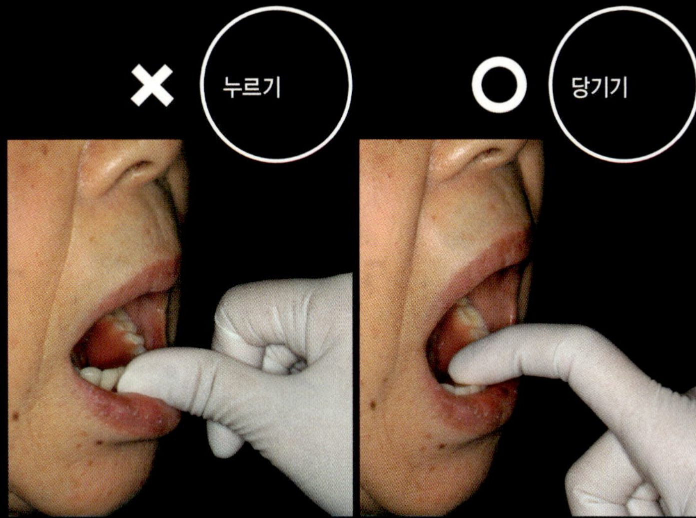

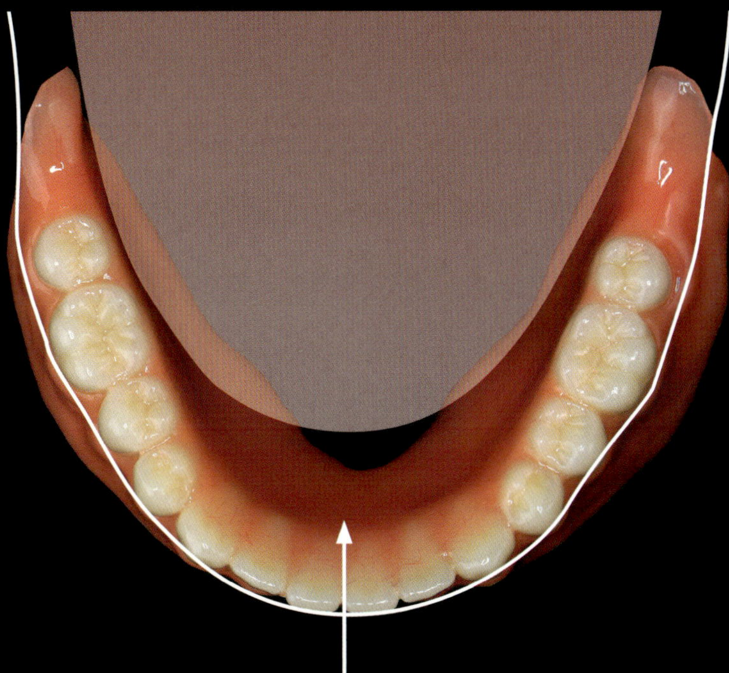

설하주름부에서 샌다(봉쇄의 누설)

당겼을 때 변화가 없지만 눌렀을 때 빠진다면 설하주름부에서 봉쇄가 깨진 것이다.

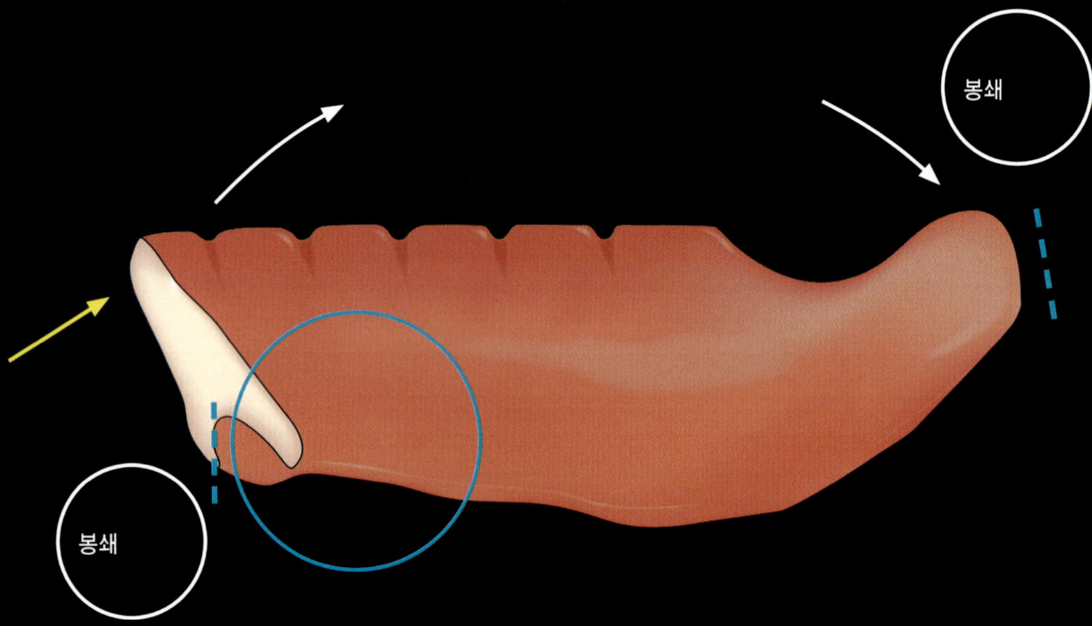

하악 전치 인공치를 후방으로 누르면 의치 전체가 후방으로 이동하고 하악 전치부 치조제 전면에 눌려 그 부위가 봉쇄된다.
또한 하악 전치부 치조제가 회전의 중심이 되어 의치상 후연이 retro-molar pad부에 눌려 봉쇄된다.
따라서 변연 누설부는 설하주름부라고 생각할 수 있다.

▶ 누설 증례

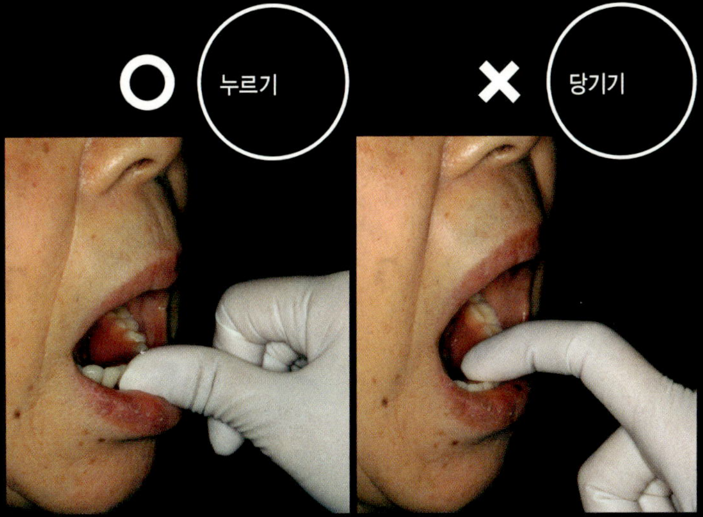

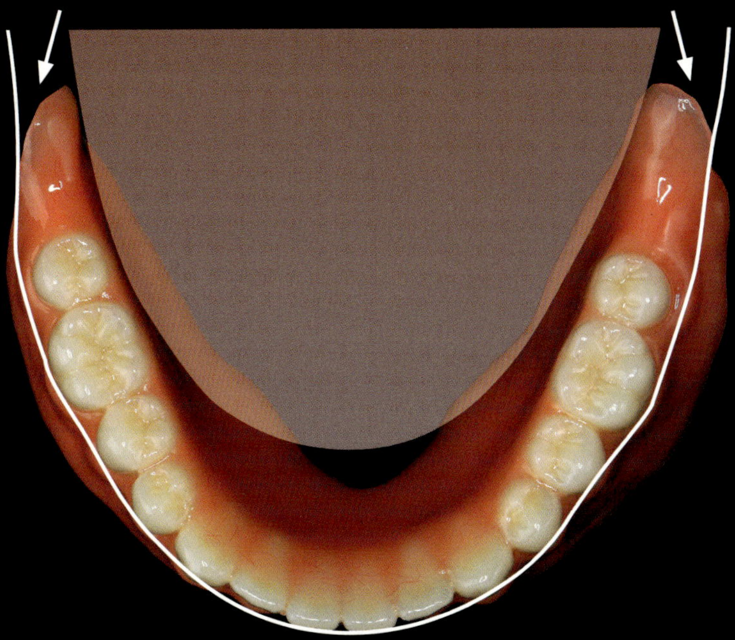

눌렀을 때 변화가 없지만 당겼을 때 빠진다면 retromolar pad부에서 새거나 치조제와 의치의 밀착이 부족한 경우이다. 두 원인이 공존하기도 한다.

How to find and manage border area of incomplete border seal

6

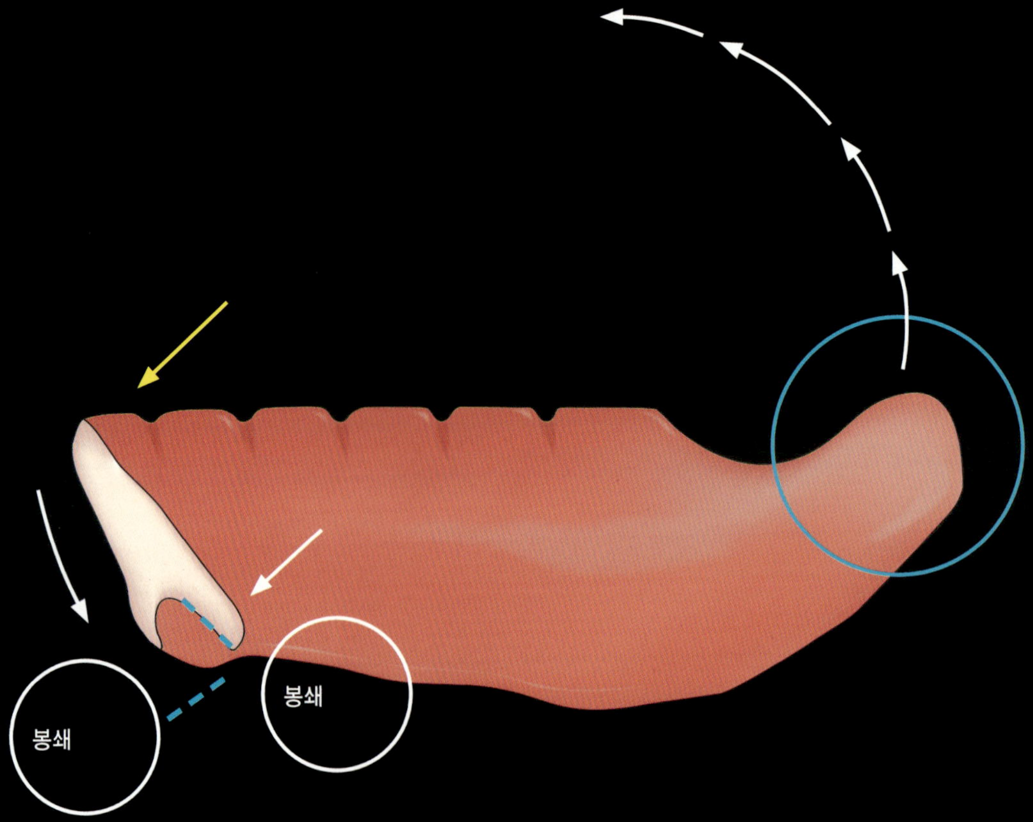

하악 전치 인공치를 전방으로 누르면 의치 전체가 전방으로 이동하고 하악 전치부 치조제 후면에 눌리므로 그 곳이 봉쇄된다.
또한 하악 전치부 치조제가 회전의 중심이 되어 의치 순측 상연 하부가 하악 전치부 구강전정부 점막에 눌려 봉쇄된다. 따라서 변연 누설부는 retromolar pad 후연부가 된다. 또한 이 부위는 결과적으로 거의 수직으로 당겨지므로 치조제와 의치상의 밀착도는 깊은 관련이 있다.

변연 봉쇄 누설부 찾기

누르기	당기기	누설부
O	O	없음
X	O	설하주름부
O	X	Retromolar pad부 또는 밀착의 부족

변연 봉쇄 누설부의 대책

누르기	당기기	누설부
O	O	없음
X	O	설하주름부
O	X	Retromolar pad부 또는 밀착 부족

대책

① 의치의 tongue space가 좁다면 확대한다

② 의치 설하부 상연을 연장한다

❶ 의치의 tongue space가 좁은 경우에 확대한다

Tongue space를 고려한 점막면 연마 형태	Tongue space를 고려하지 않은 점막면 연마 형태
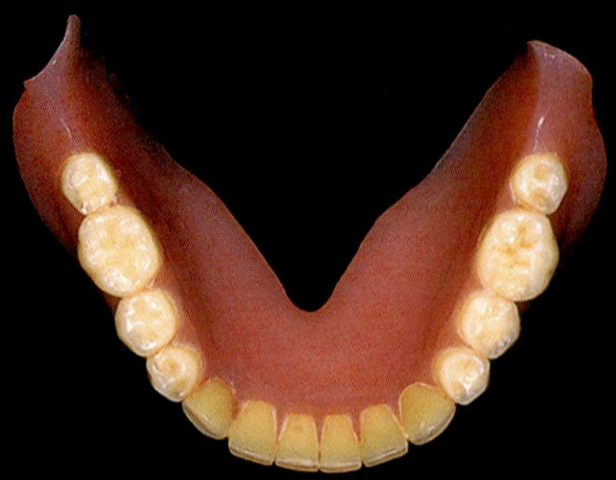	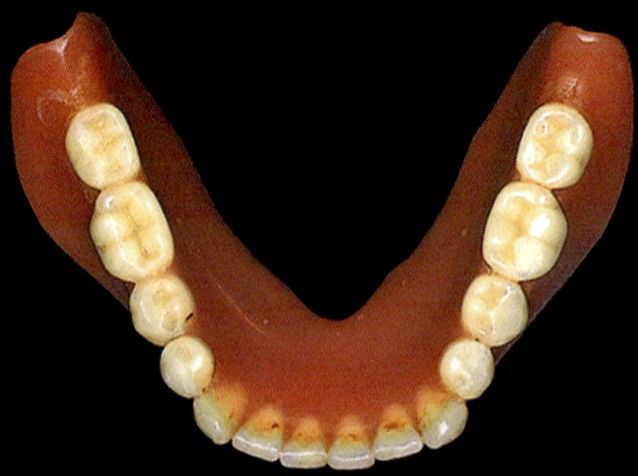
인공치가 retromolar pad 설측연보다 협측에 배열되었다. 좌우 소구치 사이도 넓다.	인공치가 retromolar pad 설측연보다 설측에 배열되었다. 좌우 소구치 사이도 좁다.
↓	↓
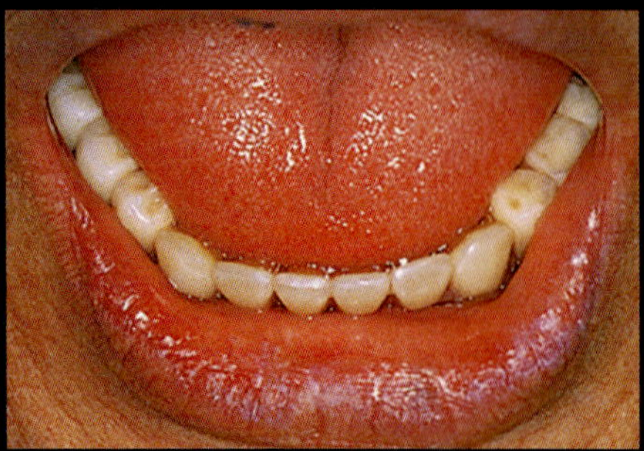	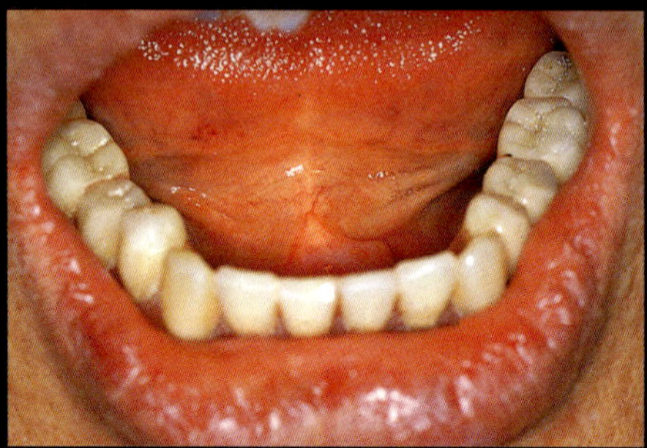

Tongue space가 좁으면 혀가 후방으로 당겨지기 쉬우므로 tongue space를 넓게 한다.
구치 인공치의 배열은 치조제의 폭 중앙을 기준으로 정한다.
Retromolar pad 설측연과 견치 근심부를 연결한 pound line을 설측으로 넘지 않도록 주의한다.

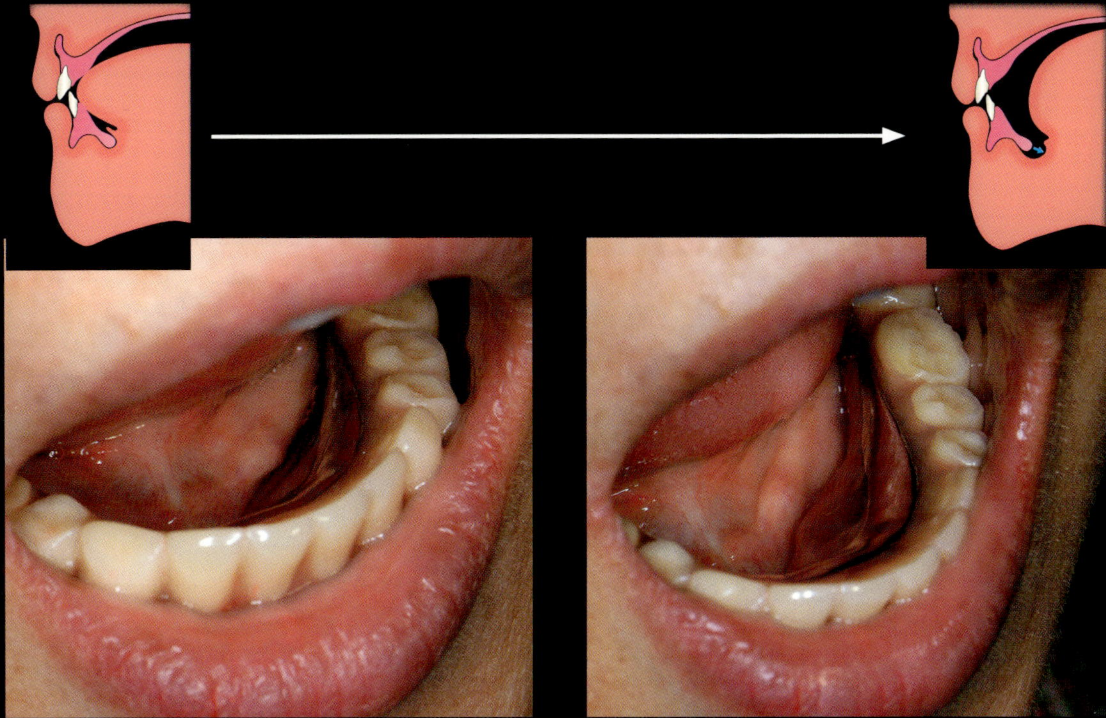

허를 후방으로 당기면 설하주름도 후방으로 당겨지고 구강저가 내려가 변연 봉쇄가 깨질 수 있다.

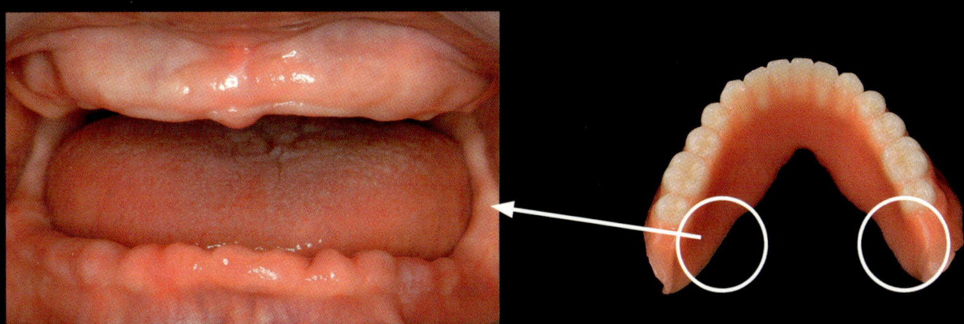

허의 설연부와 retromolar pad의 설측 하방 치조제는 평소에 접촉해 있는 곳이다. 따라서 그 곳에 들어가는 의치상이 두꺼우면 이질감을 느껴 허를 후방으로 당길 수 있으므로 가능한 한 얇게 처리한다.

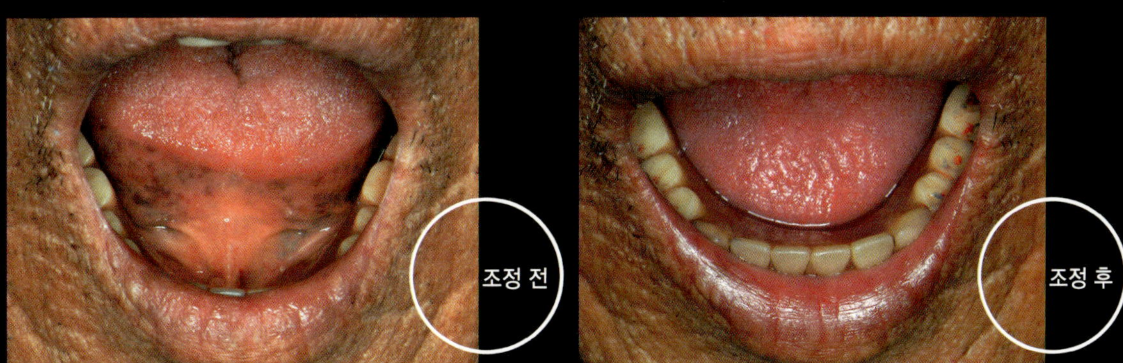

❷ 의치 설하부 상연의 연장

혀의 후퇴위의 분류

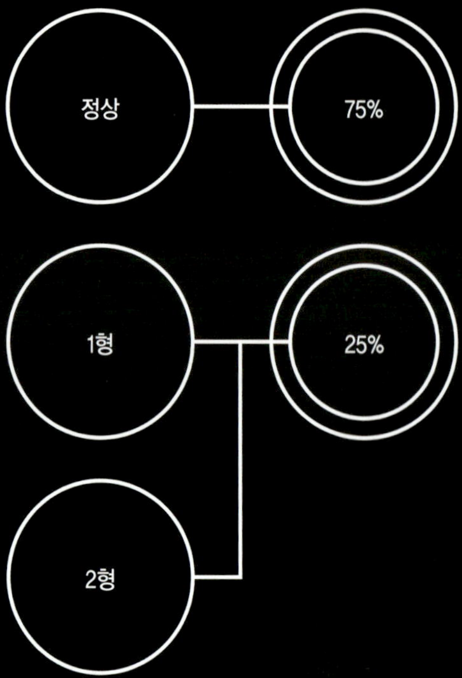

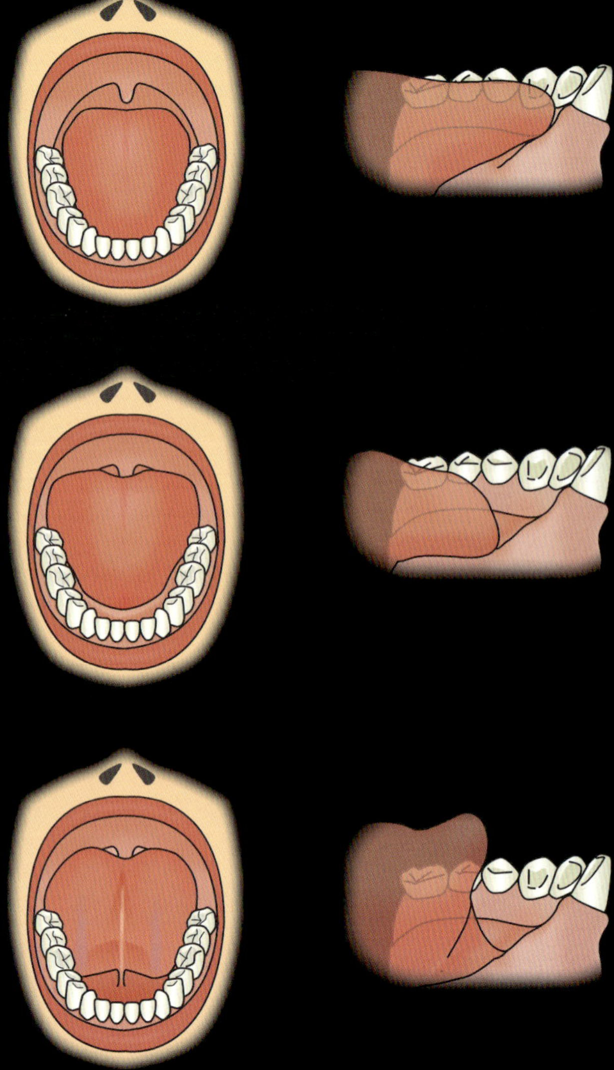

Wright의 보고에 따르면

개구하면 75%는 혀가 정상위에 있고 혀의 후퇴위를 취하는 사람이 25%였다고 한다.

1형은 혀의 끝을 아래를 향하게 해 혀의 후퇴위를 취하는 타입, 2형은 혀의 끝을 상방을 향하게 해 혀의 후퇴위를 취하는 타입. 전방에서 혀를 보면 설첨이 설체부 안으로 들어가 사각형처럼 보인다.

필자가 임상에서 무치악자를 관찰했을 때도 비슷하게 분류할 수 있다.

첫 번째 선택은 tongue space를 확대하는 것이다.

그래도 혀를 당겨 흡착하지 않는 환자에 대해서는 흡착 의치가 아니라 안정 의치로 사용하거나 차선책을 선택한다.

정상 1형 2형

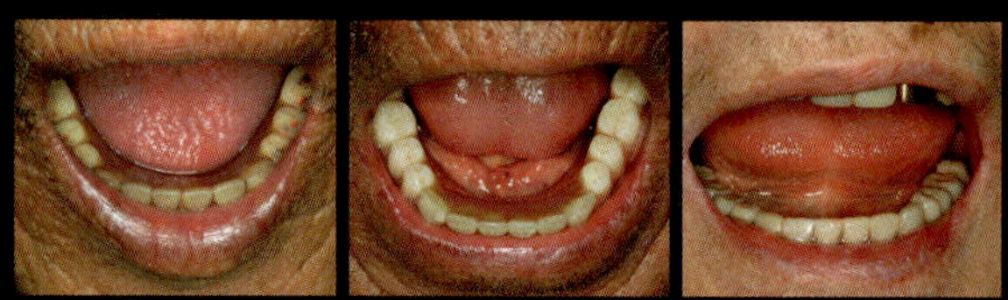

혀를 당긴 상태에서 설하주름부를 인상 채득한다

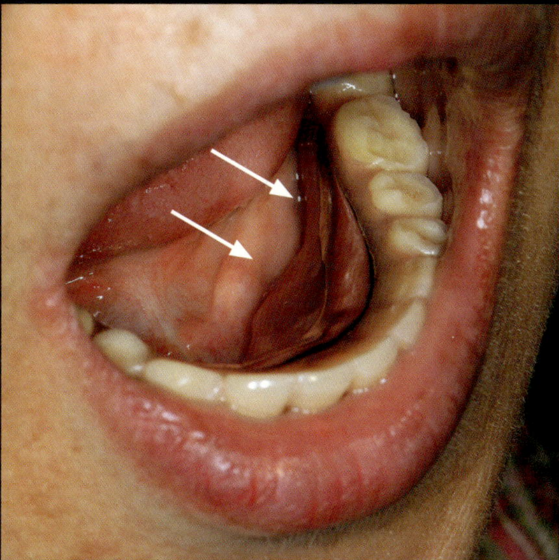

개구해 혀를 당기면 설하주름부에 공간이 생겨 봉쇄가 샐 수 있으므로 이 공간을 메운다.

2가지 동작

의치상의 설하주름부에 인상재를 첨가하고 연하 및 개구유지를 2회 반복해 개구를 유지한 상태에서 경화를 기다린다.

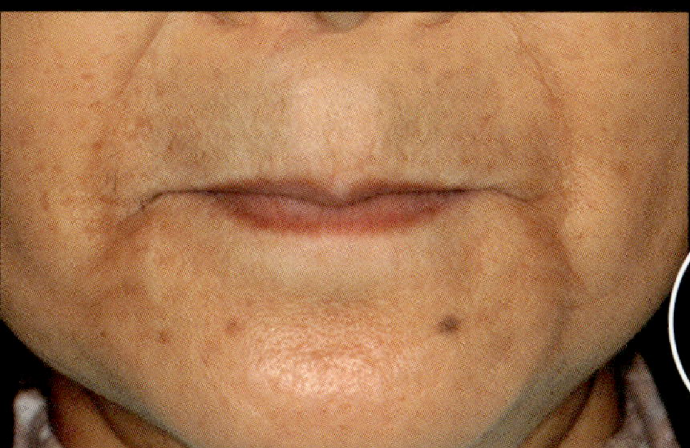

꿀꺽

연하

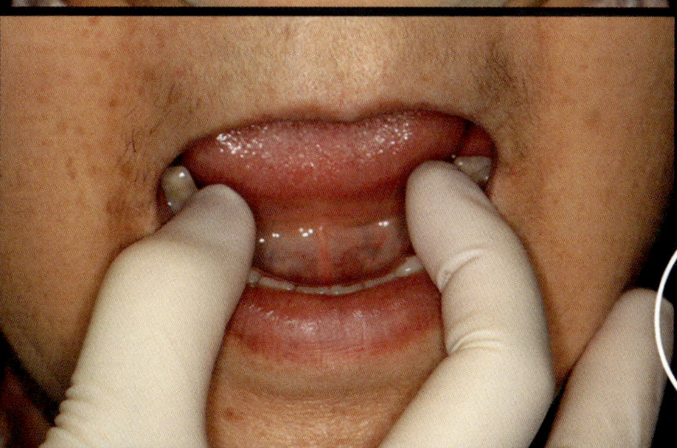

아아

개구

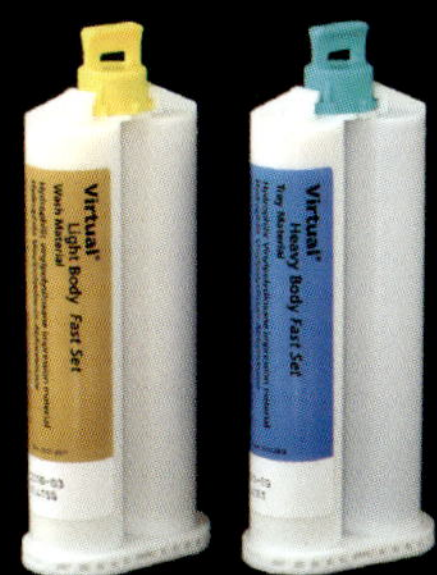

탄력이 있고 신속하게 경화되는 Ivoclar Vivadent사의 Virtual Heavy Body Fast Set & Light Body Fast Set.

설하부 상연 연장술

▶ 1차 인상

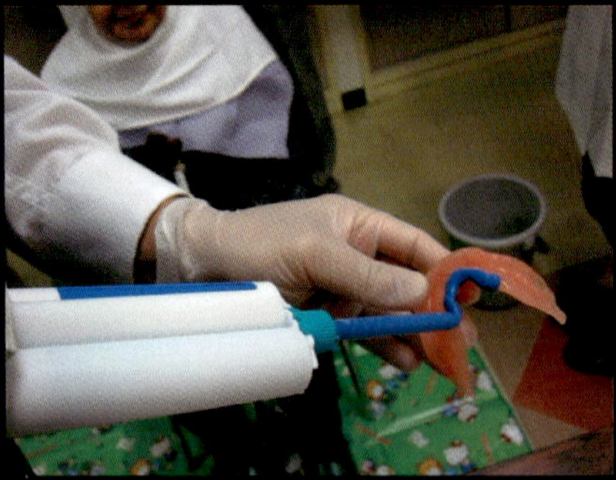

설하주름부에 border type 또는 heavy body type의 실리콘을 올린다

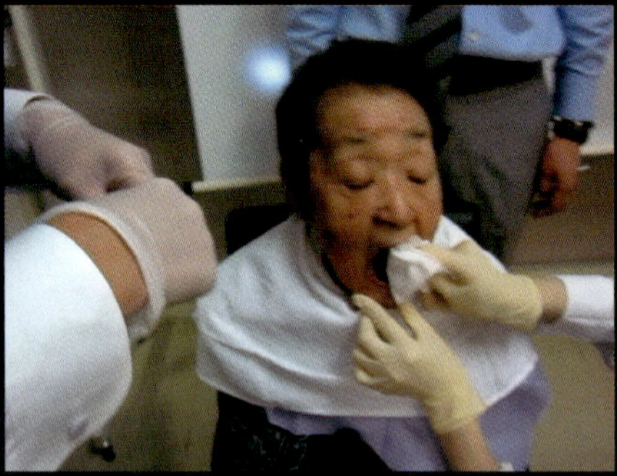

타액을 닦는다

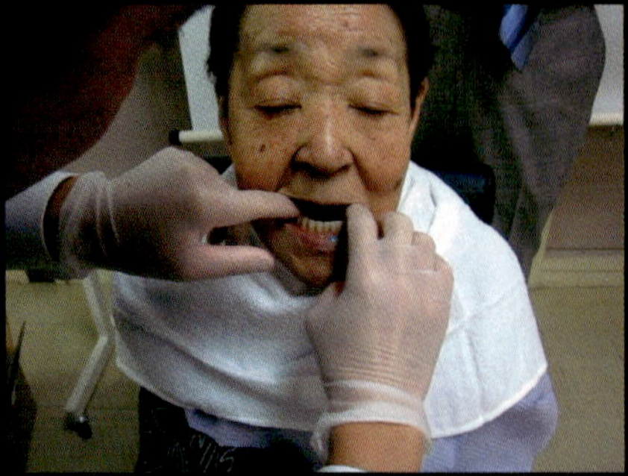

의치를 삽입한다

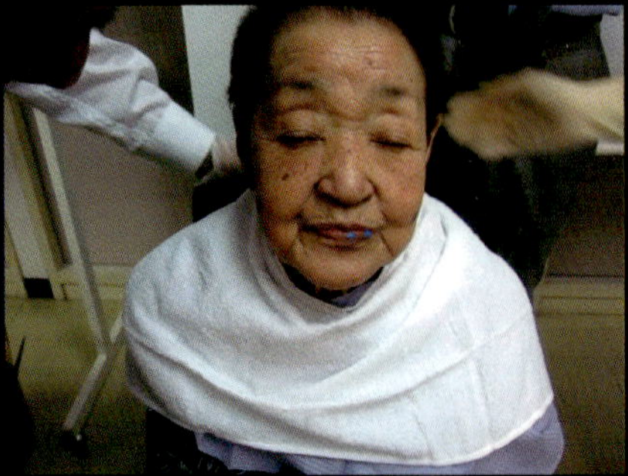

연하

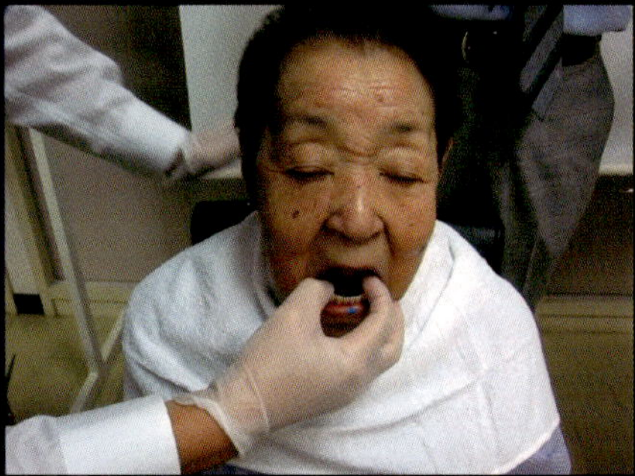

개구 유지

×2

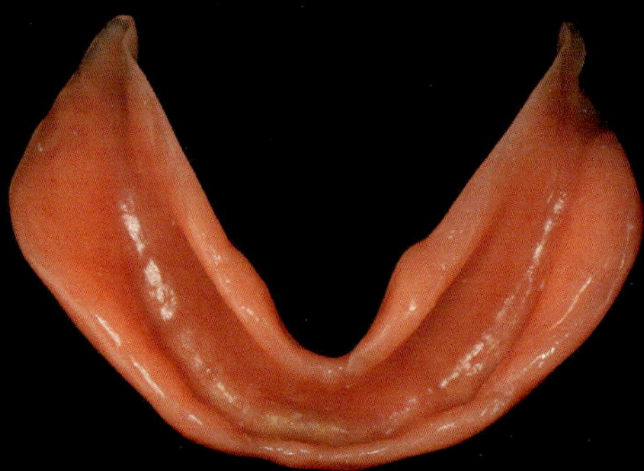

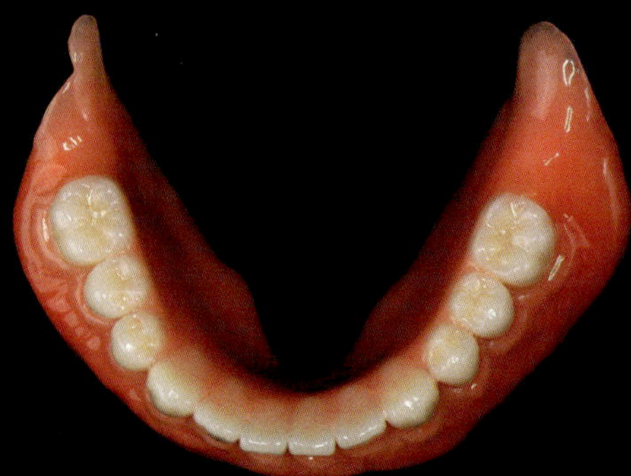

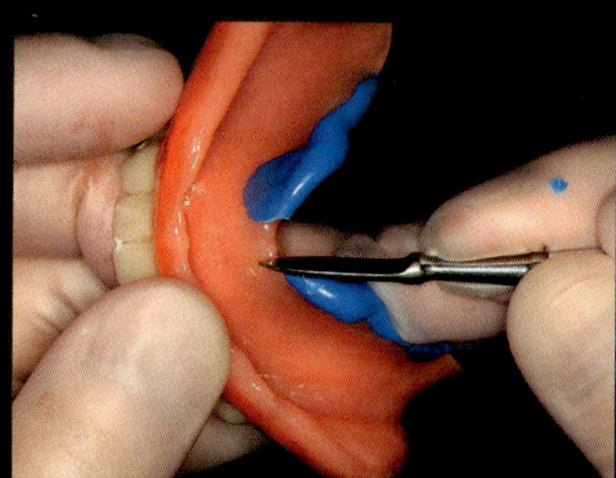

설소대부의 실리콘 인상재를 칼로 자른다.

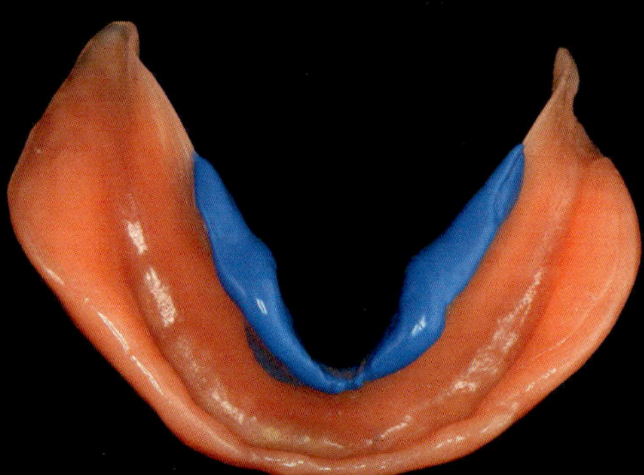

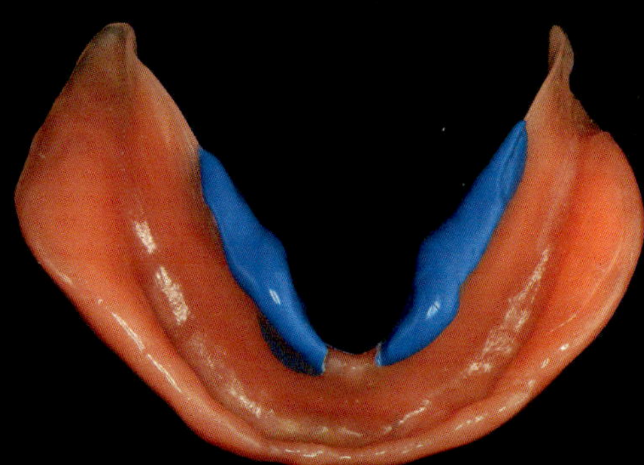

▶ 2차 인상

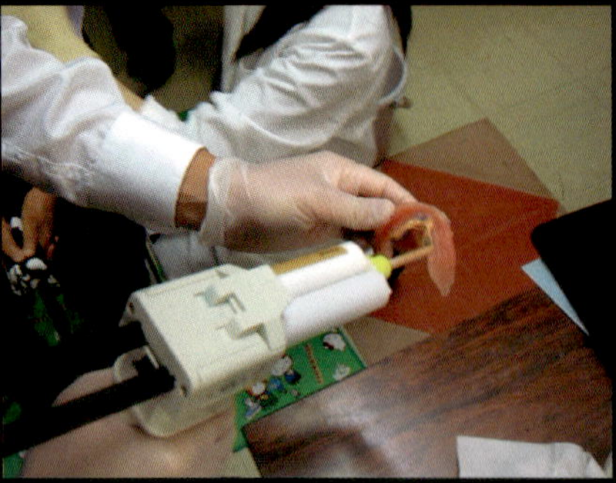

설하주름부에 유동성이 높은 injection type의 실리콘을 올린다

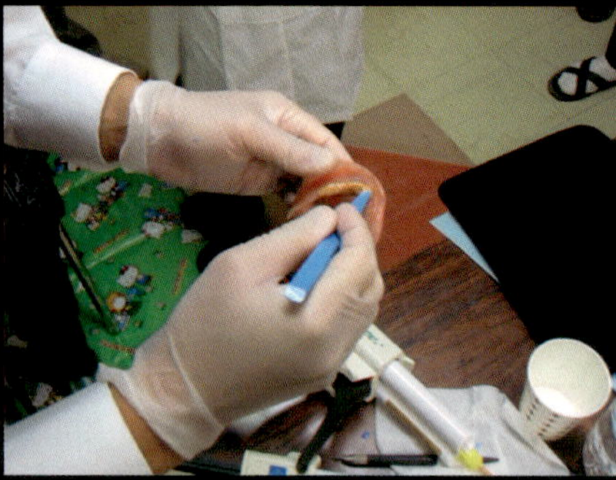

스파츌라로 펴준다

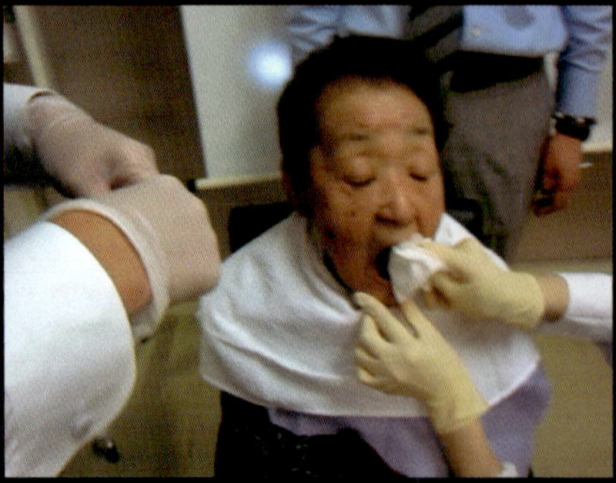

타액을 닦는다

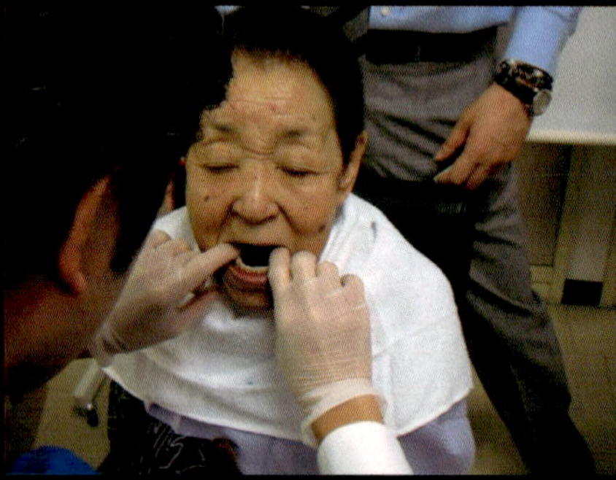

의치를 삽입한다

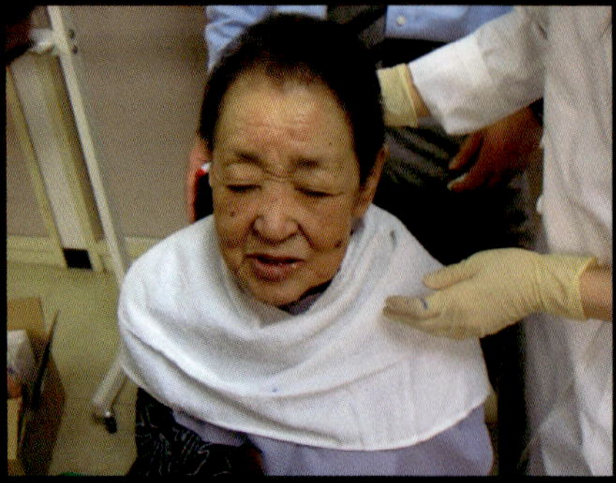

연하

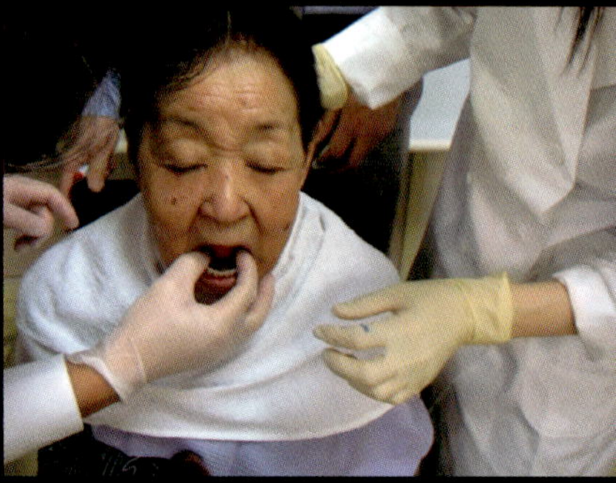

개구 유지

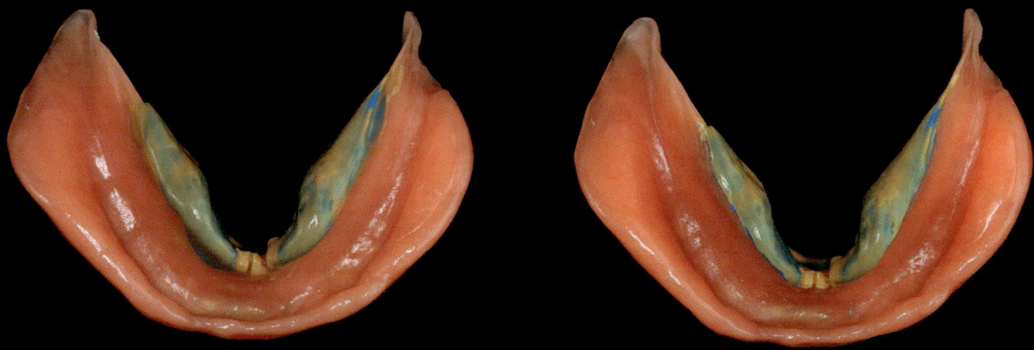

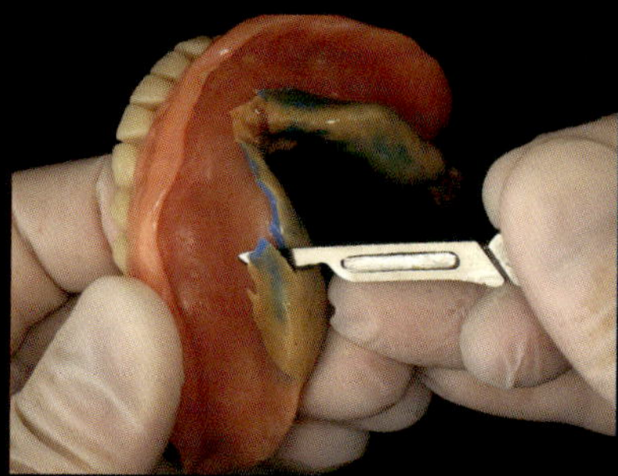

의치 내면에 들어간 실리콘 인상재를 칼로 자른다
그 상태에서는 반드시 닿는 곳이 생긴다

▶ 레진 첨가

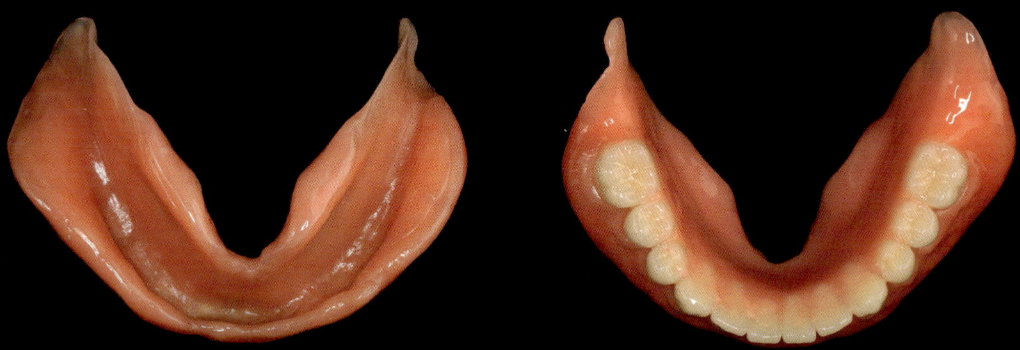

석고를 사용해 레진으로 교체한다

변연 봉쇄 누설부의 대책

누르기	당기기	누설부
○	○	없음
×	○	설하주름부
○	×	Retromolar pad부 또는 밀착 부족

대책

① Retromolar pad의 밀착을 높인다

② 의치상 전체의 밀착을 높인다

↓

Relining

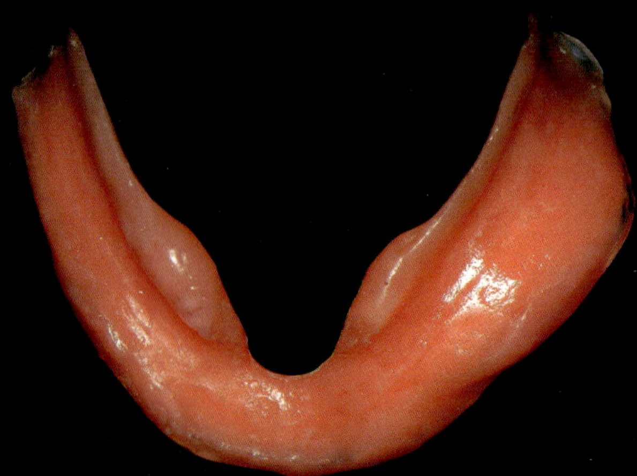

참고문헌

- バウチャー：無歯顎患者のための補綴治療　第7版. Mosby,Saint Luis,1975.
- 阿部二郎：誰にでもできる下顎総義歯の吸着. ヒョーロンパブリッシャーズ, 東京, 2004.
- 阿部二郎, 他：4—STEPで完成　下顎吸着義歯とBPSパーフェクトマニュアル. クインテッセンス出版, 東京, 2011.
- 阿部二郎：阿部二郎の総義歯難症例　誰もが知りたい臨床の真実. 医歯薬出版, 東京, 2013,
- 阿部二郎：月刊阿部二郎　下顎総義歯吸着までの道のり. デンタルダイヤモンド社, 東京, 2007.
- 阿部二郎監修, 生田龍平, 小久保京子, 小林典靖, 須山譲氏, 戸田篤, 松丸悠一著：ひとつではない噛める義歯の姿. QDT別冊, 2013.
- 染谷成一郎監修：DENTAL MOOK現代の歯科臨床 総義歯の臨床ポイント.医歯薬出版, 東京, 1984.
- 染谷成一郎：下顎第二大臼歯遠心部およびレトロモラーパッド前縁部付近に見られるスジの報告. 日本顎咬合学会誌：咬み合わせの科学, 28(1)：14-20,2008.
- 中尾勝彦：無痛デンチャーの臨床. 補綴臨床MOOK,医歯薬出版, 東京, 2002.
- 亀田行雄：これからの義歯治療とインプラントオーバーデンチャー. デンタルダイヤモンド社, 東京, 2012.
- 斎藤善広：義歯は動いて機能する. ザ・クインテッセンス,29(5)：142-150,2010.
- 佐藤勝史：総義歯治療に対する2つのアプローチ—"力学的アプローチ"と"生理学的アプローチ"—. デンタルダイヤモンド, 34(12)：135-144, 2009.
- 佐藤勝史：下顎総義歯吸着を歩む—私の臨床日誌—. デンタルダイヤモンド, 37(15)：25-47, 2012.
- 佐藤勝史：もう「邪魔」といわれない下顎総義歯—生理的形態を考えた製作法—. QDT, 38(6)：49-64, 2013.
- Wright, C.R., Swartz, W.H and Godwin, W.C.: Mandibular denture stability. The Overbeck Co, 1961.
- 上条雍彦：口腔解剖学第５巻内蔵学（臨床編）.アナトーム社, 東京,2006.

후기

상하악 총의치의 '흡착'을 완성하면 환자에게 기쁨이 될 뿐만 아니라 술자 또한 총의치 치료가 즐거워진다. 그러나 총의치 치료가 '흡착'이 달성되었다고 해서 모든 문제가 해결되는 것은 아니다. '흡착'은 총의치 치료의 한 가지 요소이다.

간단한 증례는 물론이고 까다로운 증례를 치료하려면 교합, 악위의 문제, 대합악과의 관계, 저작에 수반하는 의치의 3차원적 운동, 치과재료의 문제, 타액의 문제 등 많은 문제에 대처할 수 있어야 한다.

그러나 '흡착'을 통해 다음에 극복할 문제가 명확해지는 것은 틀림없다. 또한 '흡착'을 달성해 총의치 제작에 흥미를 가지고 더 깊게 탐구하는 계기가 된다면 이 또한 행복이라고 생각한다.

궁극의 목적은 우리를 당혹스럽게 만드는 무치악 환자를 웃게 만드는 것이다.

본서는 천학비재(淺學非才)의 필자를 지도해 주시고 끊임없는 질타와 격려를 보내주신 스승이 계셔서 발간할 수 있었다고 생각한다.

소메야(染谷成一郎) 선생, 아베(阿部二郎) 선생을 비롯해 JDA (Japan Denture Association) 회원, 고바야시(小林和一) 선생을 비롯한 무당벌레 S.G. 회원, 스가자키(菅崎直身) 선생을 비롯한 月一會 회원, 勝史塾 Jr.회 회원, 본원의 직원, 아내, 안자이(安齊淸幸) 편집장, 가네코(金子俊樹) 디자이너, 많은 관계자에게 감사의 마음을 전한다.

또한 본서를 집필할 기회를 주신 덴탈다이아몬드사 대표 유야마(湯山幸壽) 씨에게 진심으로 감사한다.

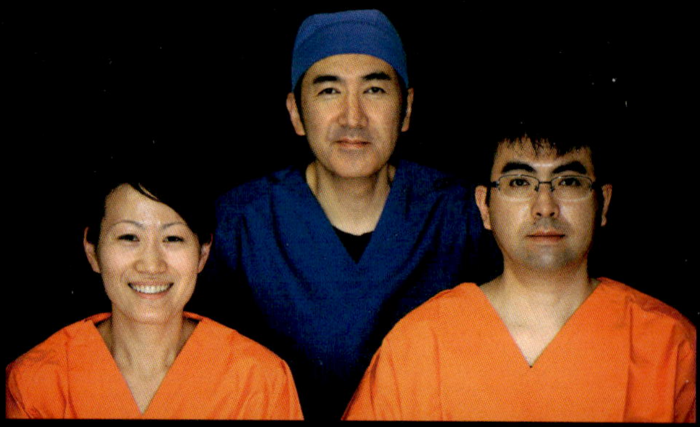

저자 약력

Katsushi SATO (佐藤勝史)

사토치과의원 라프랑스오피스 야마가타현 개업

◎ 직함·연구회

일본악교합학회 교합인정의, 지도의
JCPG(일본임상치주요법집담회) 이사

GC 총의치 세미나 강사
리히텐슈타인에서 BPS Dentist 인정 취득
JDA(Japan Denture Association) 정회원

무당벌레 학술모임
月一會
勝史塾 Jr.회 회장

◎주요 경력

1989년 쇼와대학 치학부 졸업
1998년 사토치과의원 개원
2004년, 2005년 일본악교합학회 일반 구연 우수발표상 수상
2007년~2013년 일본악교합학회 테이블 클리닉(2009년 유료 핸즈온)
2011년 사토치과의원 라프랑스오피스로 명칭 변경
도후쿠대학대학원 치학연구과 구강시스템 보철학 분야 대학원 박사과정 입학
2012년 일본치과의학회 테이블 클리닉
2013~2014년 JDA 일본열도 종단 '흡착 의치' 세미나에서 강연 (전국 10도도부현)
2014년 일본악교합학회 지정 강연

• •

의치 제작 치과기공사

Satomi KISHI (岸 里美)

2000년 야마가타현 치과전문학교 졸업 사토치과의원 근무

Eiji SATO (佐藤英二)

2001년 야마가타현 치과전문학교 졸업 사토치과의원 근무

역자 약력

노 관 태 (Kwantae Noh)

경희대학교 치과대학 졸업
경희대학교 보철과 수련 및 박사학위 취득
Tokyo Dental College 방문 조교수
경희대학교 치과대학 보철과 조교수

What is Suction Denture?

발행일 2016년 5월 8일
저 자 Katsushi Sato
역 자 노 관 태
발행인 최 용 원
편 집 이 은 의
표 지 이 은 의
발행처 **대한나래출판사**
등 록 제2012-000051호(1994.6.10)

주 소 서울특별시 성동구 성수이로 147 (성수동2가 289-319번지)
아이에스비즈타워 903호
전 화 (02) 922-7080
팩 스 (02) 922-0841
이메일 nrpub@naver.com

Copyright © 2016 DaehanNarae Publishing, Inc.

ISBN 978-89-5741-452-1 **정가 50,000원**

본서는 Dental Diamond Co.와의 협약에 의해 **대한나래출판사**에서 발행합니다. 본서의 내용 중 본사의 서면동의 없이 일부 또는 전부를 무단으로 복제하는 것은 법으로 금지되어 있습니다.

*파본은 교환해 드립니다.

www.dhpub.com